Dr. Alberto Muha

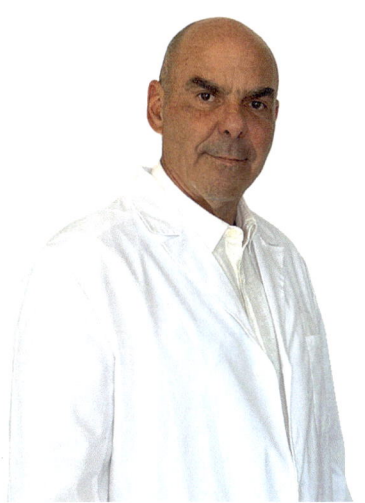

Experto en adaptógenos y PhD en epigenética.
Médico emergenciólogo, cirujano e internista.
Especialista en Medicina Integrativa, funcional
y adaptógenos.

Graduado en 1988, cuenta con 22 años
de experiencia en el uso de adaptógenos,
con más de 30,000 pacientes atendidos,
con todo tipo de enfermedades crónicas y
degenerativas, y tratados con éxito.

Fiel creyente del laboratorio de Dios.

Amante de la vida y del constante aprendizaje.

ADAPTÓGENOS

ADAPTÓGENOS
El laboratorio de Dios

Dr. Alberto Muhammad Wulff
Internista-Medicina Integrativa

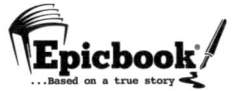

Contenido

Introducción

El origen de la medicina se remonta prácticamente a la propia aparición del ser humano. Ya en el Neolítico se han detectado diferentes patologías como la artritis o la acondroplasia y hay muestras evidentes de que, ya en esa época, se realizaban tratamientos de estas y otras enfermedades. En esa época ya se utilizaban plantas como tratamiento.

Hipócrates, fundador y padre de la medicina racional, fue también precursor de la ética médica. Fue, asimismo, contemporáneo de Sócrates. A pesar de no haber visitado Atenas y no conocerlo personalmente, sus principios éticos eran conocidos en toda Grecia.

La ética médica

Ética médica se define como el "Conjunto de valores, principios morales y de acciones relevantes del personal responsable de la salud (médicos, enfermeras, técnicos y funcionarios) dirigidos a cumplir con los objetivos de la medicina".

El médico debe comprometerse con la primacía de la salud y el bienestar del paciente y debe ofrecer atención en el interés superior del paciente. Al hacerlo, el médico debe esforzarse en prevenir o minimizar daños al paciente y buscar un equilibrio positivo entre el beneficio previsto al paciente y los posibles daños. Léase bien: "minimizar daños". Esto último lamentablemente se ha ido perdiendo con el paso de los años. Ya decía Hipócrates: "primero no hacer daño", del latín *primum non nocere*.

Estos valores éticos han sido compartidos por los grandes filósofos y médicos durante toda la historia de la medicina y de la humanidad. Civilizaciones como Mesopotamia, la antigua Grecia, Babilonia, Egipto, los incas, mayas y todas las sociedades ancestrales del mundo (sociedades de la antigüedad) han tenido lo que se conoce como "chamanes", quienes han sido los encargados, inclusive hoy en día, de la salud de sus pueblos. Todos, absolutamente todos, han usado y usan plantas para resolver los problemas de salud de su comunidad.

Durante toda la historia, las plantas medicinales han sido utilizadas con resultados muy positivos. De hecho, el 80% de los fármacos sintéticos provienen de las plantas, se fabrican y patentan para luego ser introducidos al mercado.

Sin embargo, al llegar la era industrial, comienzan a fundarse compañías para producir medicamentos. Los médicos, hasta 1940, estudiaban cómo tratar con plantas, pero con el advenimiento de la industria farmacéutica todas las plantas medicinales son sacadas de manera inmediata e inexplicable de los libros de las facultades de medicina y se introduce de este modo toda la farmacopea sintética. A partir de allí, solo se enseña farmacología sintética en las facultades de medicina y es por esto que los médicos prescriben solo fármacos. Sin embargo y, desde mi punto de vista, la historia tiene mucho que enseñarnos. De hecho, del pasado provienen grandes conocimientos que son de gran utilidad y de uso común y corriente hoy día, tales como la bombilla eléctrica, los coches, entre múltiples inventos más.

Sin embargo, esto no exonera a los médicos de tener una continua actitud de búsqueda, de investigación y de poner en práctica todo lo que sirva para sanar. Es responsabilidad del médico mantenerse actualizado. Insisto en este punto. Es una responsabilidad, puesto que de esta manera se contará con más herramientas de tratamiento para ayudar a nuestros pacientes a sanar, lo que, al fin y al cabo, es el objetivo. La salud es sagrada y, si bien es cierto que es un privilegio ser médico, también es cierto que esto implica una grandísima responsabilidad, pues estamos hablando de vidas humanas.

Es algo de sentido común que, si alguien no nace enfermo, se enferma por diversas causas y todas deben ser tratadas desde diferentes enfoques. Nadie nace con artritis, fibromialgia, cáncer u otras 400 enfermedades crónicas y degenerativas. ¿Por qué vivir y morir con ellas? La metodología de tratamiento no está funcionando y sin duda hay que cambiar la estrategia de abordaje terapéutico (tratamiento).

Es un asunto de buen criterio el darnos cuenta de que la potencia más grande del planeta, los Estados Unidos de Norteamérica, tiene la infraestructura hospitalaria más completa del mundo, la tecnología más avanzada del mundo y, a pesar de eso, posee la tasa de mortalidad más alta del mundo. Esto habla por sí solo, en el sentido de que lo que está haciendo la medicina convencional no está funcionando. De allí el nacimiento de la medicina integrativa, holística (de *holos* = totalidad), la cual aborda las causas de las enfermedades desde la raíz y no solo los síntomas. Como veremos en el transcurso de este libro, la fitoterapia sistémica, cuyo fundamento es el uso de adaptógenos, es seguramente la herramienta más efectiva y poderosa para prevenir y tratar enfermedades crónicas y degenerativas en la historia moderna.

Espero de corazón lo lean, lo recomienden y apliquen lo que contiene para su bienestar y salud total.

Mi historia con los adaptógenos

Me encanta hacer ejercicio. Pero, en particular, disfruto mucho salir a correr, por lo que es una actividad que he hecho de manera recurrente en mi vida. Correr es algo que me hace sentir bien no solo a nivel físico, sino también a nivel mental y espiritual. Pero, paradójicamente, fue justamente haciendo ejercicio cuando inició una de las etapas más angustiantes de mi vida.

Recuerdo aquel día en el que, después de haber corrido una distancia de 28 kilómetros, empecé a experimentar dolor en uno de mis testículos. Mi primera reacción fue la de desestimar el dolor, atribuyéndolo a la considerable distancia que había recorrido. Pero, un instante más tarde, después de analizarlo con detenimiento, me di cuenta de que no podía ser la distancia, ya que esa misma distancia la había estado recorriendo con frecuencia y sin presentar malestar alguno. Basado en ese razonamiento, decidí que lo más conveniente para mí sería examinarme yo mismo. Y así lo hice.

Al llegar a casa, empecé a palpar el testículo, encontrándome con una forma que a todas luces indicaba que ahí había un problema. Sin embargo, a pesar de lo que mis estudios y experiencia me señalaban, entré en un severo estado de negación. "Esto no puede ser cáncer, porque el cáncer de testículos solo le da a la gente joven", me dije, apoyando mi conclusión en el hecho de que, para aquel momento, yo contaba con 50 años.

Sumergido en mi negación, estuve todo ese día buscando alguna explicación médica razonable a lo que estaba sintiendo. Una explicación, por supuesto, que no apuntara al cáncer. Pero, ante mi creciente incertidumbre, y sin haber encontrado alguna razón que medianamente me agradara, decidí que lo mejor sería contar con otra opinión. Así que, sin pensarlo mucho, me fui a visitar al día siguiente a un amigo que es cirujano y le pedí que me examinara y me diera su opinión.

Él, apenas terminó su revisión, me dijo de manera firme y sin rodeos exactamente aquello que yo no quería escuchar: "Eso es cáncer. Hazte una prueba de laboratorio para ver los valores de los marcadores tumorales". Después de intercambiar algunas palabras con mi amigo, y de que me diera las indicaciones del caso, me despedí de él sin poder creer que eso me estaba pasando a mí.

No obstante, como el cáncer era algo que definitivamente yo no quería en mi vida, y como aún abrigaba una débil esperanza de que no fuera eso, me fui a visitar a otro amigo que es urólogo, para obtener una tercera opinión. Él me revisó, e inmediatamente me dijo: "Eso es cáncer". Y, pues, creo que ahí murió mi esperanza. ¡Era cáncer!

Ante la contundente coincidencia en los dos diagnósticos y la confianza que yo tenía en la experiencia de mis amigos, dejé de negar lo que era evidente que tenía, y me fui a confirmarlo a través de la prueba de laboratorio de los marcadores tumorales. Estas son una serie de sustancias que pueden detectarse en sangre, dependiendo del tipo de marcador, y cuya presencia en una concentración superior a un determinado nivel puede indicar la existencia de un cáncer.

Como era de esperarse, los resultados del laboratorio terminaron por confirmar los diagnósticos de mis amigos, así como mi mayor temor: tenía cáncer de testículo.

Para el momento en el que todo esto ocurrió, yo ya venía trabajando con adaptógenos de manera recurrente, obteniendo en algunos casos resultados impresionantes, por lo que me parecía irónico, por decir lo menos, que, después de haber ayudado a tantas personas a recuperar su salud, yo tuviera que padecer una enfermedad tan devastadora como lo es el cáncer. Incluso, recuerdo que en algún punto llegué a pelearme con Dios por eso. "¿Cómo es posible que me hagas esto a mí, que he estado ayudando a tantas personas a curarse?", le decía en mi frustración y enojo.

Los resultados del laboratorio mostraron que, en mi testículo, tenía alterados los indicadores de los cuatro posibles tipos de cáncer que uno puede tener allí, y salió la alfafetoproteína como el más alterado, con un valor inicial en la prueba de los marcadores tumorales de 2,400, cuando el valor normal debería estar en cero.

Obviamente, no fue fácil para mí, como seguramente no lo sería para cualquier otra persona en la misma situación, aceptar que tenía esa enfermedad a la que tanto temor se le tiene y la cual se asocia con muerte. Pero terminé por hacerlo y empecé a preguntarme cómo quería tratarlo porque, por un lado, al ser médico estaba rodeado en aquel momento de colegas que, como yo, se irían por lo que ellos conocían: cirugía y tratamiento, que podría ser quimioterapia o radioterapia. Pero, por otro lado, estaba mi experiencia en el mundo de los adaptógenos y los resultados que había obtenido en él.

No fue una elección fácil para mí. Sin embargo, ante el éxito que yo había tenido en mi consulta tratando a pacientes con diferentes enfermedades, entre ellas el cáncer con adaptógenos, decidí que ese sería el camino que seguiría. Se trataba de un camino que no sería fácil, pues todo esto ocurrió en Venezuela en una etapa en la que los adaptógenos habían entrado en la consciencia de la población y se habían mantenido allí por varios años, habiéndose visto con gran éxito la cura de múltiples enfermedades crónicas y degenerativas (entre ellas muchos tipos de pacientes con cáncer): más de 3 millones de pacientes vistos y sanados.

Pero eso no me detuvo. Yo ya había hecho amistad con el ingeniero José Olalde, el creador de la medicina sistémica. Me había formado con él y había trabajado por años en su empresa, por lo que no me fue difícil contactarlo y explicarle mi situación. Él, sin dudarlo, me apoyó con las fórmulas que yo necesitaba para tratar mi cáncer desde Puerto Rico, en donde él había fijado su residencia.

Fue así como empecé a tomar adaptógenos específicos para el problema que tenía, buscando obtener una curación definitiva del cáncer y evitar así la cirugía. Sin embargo, esto no me iba a resultar tan sencillo, porque mi amigo, el urólogo, consideraba que debía realizar la operación de manera urgente. Por esa razón, me llamó un día viernes y me dijo: "Si no te operas conmigo pronto, yo no puedo ser tu médico, porque va a ser demasiado tarde. Así que te espero mañana, a las seis de la mañana, para realizar esa cirugía".

Ante la urgencia transmitida por mi amigo y la ausencia de resultados tangibles, porque apenas había empezado el tratamiento con adaptógenos, decidí aceptar su propuesta. Me operaron el día sábado, a las seis de la mañana. Antes de la operación, me hicieron una prueba de laboratorio para ver el valor del marcador tumoral del **antígeno prostático específico**, que había estado en 2,400 cuando me descubrieron el cáncer. En aquel momento estaba en 3,200, para luego caer a 1,100 una semana después de la operación, lo que parecía una buena señal.

Como esta prueba de laboratorio se puede hacer una vez por semana, yo empecé a hacérmela religiosamente cada semana para ver la evolución de mi enfermedad. Pero, para mi sorpresa, resultó que la prueba de la siguiente semana después de la operación arrojó un valor del marcador tumoral alfafetoproteína alto, ya que había subido de nuevo hasta 2,500.

Obviamente, me remitieron de manera inmediata a un oncólogo quien, al ver los resultados, me dijo que debía hacerme quimioterapia. Él me explicó que ese tratamiento tenía una efectividad del 98% para el tipo de cáncer que yo tenía, y que estimaba que no podría trabajar durante todo el siguiente año, mientras pasaba por los severos efectos secundarios y me recuperaba del tratamiento.

Todo esto ocurrió durante el mes de diciembre, por lo que mi primer tratamiento de quimioterapia fue programado para el cinco de enero del año 2014. Mientras tanto, yo traté de estar lo más relajado posible, y me mantuve tomando mi tratamiento con adaptógenos durante ese tiempo. Así mismo, me hice la prueba de los marcadores tumorales cada semana durante el mes de diciembre, viendo con espanto cómo el valor de la alfafetoproteína subía semana a semana, llegando a ser su valor más alto 8,800. No habíamos llegado todavía al final del mes cuando yo ya empezaba a presentar una metástasis ligera en hígado y pulmón derecho.

Yo tenía mucha fe en que los adaptógenos me librarían de la quimioterapia, pero, ante la aplastante evidencia de los resultados de laboratorio, decidí empezar con el tratamiento de quimioterapia el cinco de enero, tal como estaba programado.

Mi primer tratamiento de quimioterapia empezaba un día lunes 5 de enero, y la última prueba de laboratorio que me había hecho para ver la evolución de los marcadores tumorales fue el viernes 2 de enero. Pero, como era un día viernes y fui tarde a hacerme la prueba, no me entregaron los resultados ese mismo día.

Entonces, me presenté en la clínica ese lunes, dispuesto a hacer mi primera sesión de quimioterapia, para la cual me acompañó mi hijo, que en aquel momento tendría unos 15 años. Recuerdo claramente la conversación que sostuve con él en la sala de espera con gran temor, y que fue más o menos en esta línea:

—Papi, recuerda lo que le dices a tus pacientes: el cáncer es una gripe fuerte —me dijo con total inocencia.

Eso era verdad. Yo siempre les decía eso a mis pacientes porque, cuando tienes cáncer, baja tu sistema inmune.

—Es verdad, hijo. Gracias por recordármelo —le dije.
—¿Tienes el último resultado del laboratorio? —me preguntó.
—No. No lo tengo. Me hice la prueba muy tarde el viernes —le respondí.
—¿Tienes el número del laboratorio? —me volvió a preguntar.
—Sí, claro —le respondí, mientras buscaba el número en mi teléfono.

Mi hijo llamó al laboratorio para pedir que enviaran los resultados inmediatamente a la clínica. Un rato después, me enviaron del laboratorio por el celular (móvil) un sobrecito digital en el que suelen dar esos resultados. Al verlo, me asusté, ya que los sobres anteriores habían traído solo malas noticias. Pero, como estaba allí con mi hijo, me hice el fuerte, y abrí el sobre.

Al ver mi expresión, mi hijo me preguntó:

—Mejoraron los resultados, ¿verdad?

Yo asentí, sin poder dar crédito a lo que estaba observando. El marcador me había bajado de 8,800 a 880, lo que representaba una mejora del 90%. Mi hijo, ante mi reacción, no pudo sino decir:

—¿Por qué tú dudas de lo que haces, papá?

Y, sin permitirme responder, me dijo:

—Tú me enseñaste algo, cuando yo estaba muy pequeño, que todavía no he olvidado: "cuando las cosas salen bien, no se cambia nada". Así que nos vamos de aquí. No te hagas la quimioterapia, no hace falta, el tratamiento con adaptógenos está funcionando —me dijo en un tono totalmente convincente.

Y eso fue lo que hicimos. Salimos de la clínica sin la quimioterapia. Para este momento yo llevaba ya dos meses tomando adaptógenos y colocándome vitamina C intravenosa, así como venía haciendo una estricta dieta libre de azúcar, de lácteos y de carbohidratos. Yo estaba consumiendo alrededor de 120 cápsulas de adaptógenos al día. Tal como lees, 40 cápsulas 3 veces al día en ese período, siguiendo las recomendaciones de José Olalde.

Esos resultados de laboratorio me brindaron una gran alegría, porque yo sabía lo que significaba la quimioterapia. Sin embargo, no estaba dispuesto a dejar nada al azar. Seguí monitoreando los marcadores tumorales por alrededor de tres meses más, hasta abril de 2015. Siempre aparecían en cero, por lo que ya no seguí verificándolos.

Siempre he pensado que nada es aleatorio en la vida. Creo que cada cosa que nos ocurre siempre tiene una razón de ser, aunque a veces no sea visible para nosotros. Y aplicaba también para ese repentino cáncer que se manifestó en mi cuerpo. Creo que toda esa angustia, miedo, malestar y frustración que había experimentado en los últimos meses a causa del cáncer me regalaron algo que yo no tenía: la experiencia de ser un paciente sanado por los adaptógenos, un paciente curado de cáncer.

Otro recuerdo bonito que tengo de aquella experiencia es que mis hermanos, felices por el resultado obtenido en mi proceso de curación y conociendo mi afición por correr, me regalaron una entrada para participar en el maratón de Nueva York junto con mi hijo. Yo tenía en aquel momento 51 años y mi hijo era menor de edad todavía, por lo que tuve que inscribirlo con un nombre distinto.

Corrí aquel maratón feliz porque, para mí, era como una celebración de la vida por haber salido con éxito del cáncer, además de que el maratón de Nueva York suele ser muy divertido. Recuerdo que, cuando íbamos a mitad de la carrera, mi hijo me dijo: "Oye, papá, mejor hubiéramos celebrado la salida del cáncer comiendo langosta, en lugar de correr". Y claro, lo decía porque él no se había preparado para correr un maratón, pero igual lo corrió junto conmigo, a pesar de que tuvo un desgarre ya finalizando la carrera y llegó a la meta prácticamente caminando y muy adolorido.

Al llegar al final, vivimos un momento muy emotivo en el que él se sintió muy agradecido porque yo había podido estar allí a su lado corriendo ese maratón. Nos abrazamos y lloramos juntos. Y, bueno, ya sabes lo que dicen: "todo aquel que corre el maratón de Nueva York llora cuando cruza la meta...".

Creo que fue justo ese el momento en el que entendí que, de alguna manera, yo tenía que hacerle saber al mundo cómo era que yo me había curado de cáncer a través de los adaptógenos. Porque, así como me habían ayudado a mí, podían ayudar a muchísimas personas más. Y qué mejor manera que un libro para dar a conocer esto.

Quise iniciar este libro con mi testimonio para que sepas que no te estoy hablando desde la distancia de un médico que aplica un tratamiento, sino que poseo también la perspectiva de un paciente que se aplicó ese mismo tratamiento y que se curó de cáncer testicular. Yo soy la prueba viviente de que los adaptógenos funcionan.

Ahora, debo confesar que los adaptógenos no llegaron a mí, sino que yo fui a ellos. Y esa es otra historia que creo que vale la pena contar, porque en ella va implícita la certeza de que todos venimos a este mundo con un propósito y que el mío está muy relacionado con ayudar a curar a la gente a través de los adaptógenos.

Todo comenzó por un tema de vocación. Siempre me sentí atraído por la medicina, como una herramienta para ayudar a la gente a sanar. Eso fue lo que me llevó a estudiar esa carrera. Los primeros dos años de la carrera los estudié en la Universidad Autónoma de Guadalajara, en México. Pero, por razones personales, me mudé a Venezuela, donde terminé la carrera y me gradué de médico siendo muy joven aún, a los 23 años.

Una vez graduado, hice dos años de internado, tiempo en el cual estuve rotando en cada uno de los servicios del hospital. Al finalizar el internado, permanecí dos años atendiendo emergencias y, seguidamente, estuve en el área de cirugía durante tres años. De allí pasé a medicina interna, donde trabajé otros tres años. Y, aunque realmente no sentía una preferencia por alguna de las áreas de la medicina, terminé quedándome en medicina interna. En aquella época (y aún) se decía: "el médico internista sabe de todo, pero no cura nada".

Después de haber adquirido un cierto nivel de experiencia, como es costumbre en Venezuela, abrí mi consulta de manera privada. Tenía un consultorio en donde atendía a mis pacientes. Y, uno de ellos, era mi suegra. Ella presentaba un caso de artritis reumatoide, una enfermedad que es autoinmune y que ocurre cuando el sistema inmunitario, por error, ataca los tejidos del cuerpo, específicamente las articulaciones, lo que genera deformación en las manos y mucho dolor, entre otros efectos.

Aparte de ser mi paciente, yo tenía la motivación adicional de que ella era mi suegra, por lo que apliqué todo cuanto había aprendido en la carrera de medicina y más, para ayudarla. La traté con todos los fármacos existentes, que son los que aún se utilizan, ya que forman parte de los protocolos preestablecidos para tratar esa enfermedad. Y, en ese caso, como en muchos otros que ya había visto, me encontré con una incoherencia entre la ciencia que yo había estudiado y los resultados que estaba obteniendo.

Yo había aprendido que la medicina es la ciencia y el arte de prevenir, diagnosticar, tratar y curar. ¡Curar! Pero muchas veces me sentía impotente al tratar de curar a mis pacientes; fue así como entendí que una enfermedad es incurable cuando estás usando una herramienta inadecuada. Yo había hecho todo cuanto estaba a mi alcance para curar a mi suegra, siguiendo las directrices de la medicina convencional y aun así no fui capaz de hacerlo, viendo cómo se iba complicando con los efectos secundarios de la medicación.

Pero resulta que, en aquel tiempo, en Venezuela comenzó un movimiento de adaptógenos de la mano de un ingeniero al que no se le puede atribuir su descubrimiento, pero sí el interés que tuvo por darlos a conocer una vez que supo lo que hacían.

Esto ocurrió cuando tuvo la oportunidad de conocer a sus descubridores modernos, dos científicos rusos que sabían de ellos, de sus propiedades y usos.

Los adaptógenos, al menos en la era moderna, nacen en Rusia. Y digo en la era moderna, porque se han encontrado referencias de algunos de ellos en libros tan antiguos como el *Bhagavad Gita*, un importante texto sagrado hinduista de los vedas, en el *Papiro de Ebers*, el documento más antiguo que contiene un tratado de medicina.

Este ingeniero, de nombre José Olalde, a quien considero mi mentor y mi amigo, empezó a abrir una serie de clínicas en Venezuela llamadas Centros Médicos Adaptógenos. Su empresa tenía clínicas en todos los estados del país, dedicados específicamente a la atención de pacientes a través de los adaptógenos, y contaba con 356 médicos atendiendo en todo el territorio.

Regresando a la enfermedad de mi suegra, resulta que su condición de salud iba en franco deterioro. Llegó a un punto en el que tenía que caminar apoyada en un bastón, y con mucho dolor. Tampoco podía sostener los utensilios de cocina en su mano por el dolor que sentía. Su condición era bastante crítica, siempre en un continuo e indetenible deterioro. Yo ya llevaba ocho años tratándola y no había logrado ningún progreso a través de la medicina tradicional.

Un día, mi esposa vio una publicidad en la televisión, y me dijo que quería llevar a su mamá a la consulta en alguno de estos Centros Médicos Adaptógenos. Y, aunque mi orgullo de médico se sintió un poco, estuve de acuerdo porque, en realidad, no había nada más que yo pudiera hacer por ella a través de mis conocimientos de medicina en aquel momento, más allá de los tratamientos que ya le había aplicado y que no eran eficientes.

Entonces, un día mi esposa llevó a su mamá a la consulta. Cuando regresé a casa ese día por la tarde, me encontré en la mesa una buena cantidad de envases conteniendo diferentes tipos de adaptógenos. Y yo, curioso como soy, me puse a revisar el contenido de cada envase y empecé a preguntarles lo que el médico que la había tratado les había dicho de ellos. Ellas me contaron todo lo que sabían de acuerdo con lo que les explicaron en la consulta. Ese fue mi primer contacto con el mundo de los adaptógenos.

Luego de aquella conversación, mi suegra, que confiaba en mi criterio médico, me preguntó qué pensaba yo sobre ese tratamiento. Realmente no tenía información suficiente todavía como para formarme una opinión, así que me dejé llevar por la intuición. Recuerdo haberle dicho: "Suegra, la única manera de saber si funcionan es probando. Así que tómeselos".

Mi suegra había ido a Caracas solo para atender sus consultas médicas y había aprovechado para intentar este nuevo procedimiento, por lo que, una vez concluidas sus gestiones, se regresó un par de días más tarde a su casa, en otra ciudad al sur de Venezuela llamada Puerto Ordaz.

En aquella época en Venezuela, era costumbre tener una línea fija en casa, además de los celulares. Pero, cuando yo estaba en casa, no acostumbraba responder la línea fija, sino que dejaba que alguien más la atendiera. Sin embargo, unas cuatro semanas después de la visita de mi suegra, sonó el teléfono y yo respondí. Una "diosidencia", como me gusta llamarle.

Al contestar la llamada, escuché una voz que me dijo:

—Hola, hijo, ¿cómo estás?
—¿Quién es? —pregunté, sin poder identificar esa voz.
—Es Blanca, hijo. Tu suegra. ¿Ya te olvidaste de mí? —me respondió mi suegra, sorprendida de que no la hubiese reconocido.

Y no la reconocí porque su voz era completamente diferente a la de la persona que yo había visto la última vez en mi casa. Era una voz sin dolor, sin malestar, una voz diferente, que denotaba salud y bienestar.

—¿Usted qué está haciendo que le cambió así la voz? —le pregunté sorprendido.
—Pues me estoy tomando los adaptógenos —me respondió.
—¿En serio? A ver, cuénteme. ¿Cómo se siente? —le pregunté, asumiendo mi rol de médico.
—Pues muy bien —me contestó—. Ya no me duelen las

manos. Estoy caminando y espero la próxima semana agarrar el carro.

Tan bien se sentía mi suegra que estaba planeando visitar a un hermano suyo que vivía en un pueblito que está mucho más hacia el sur, como unos 800 kilómetros de la ciudad de Puerto Ordaz.

A mi suegra la vida le cambió después de haber iniciado su tratamiento con los adaptógenos. Incluso llegó a dejar de manera progresiva el uso de fármacos. Gracias a los adaptógenos, recuperó su calidad de vida y la mantuvo alrededor de unos 20 años, hasta su fallecimiento.

Ante una evidencia tan contundente, porque no había otra persona que conociera mejor el caso de mi suegra que yo, ver resultados tan diferentes a los que yo había obtenido era abrumador, por decir lo menos. Eso despertó en mí un deseo de conocer de qué se trataba eso de los adaptógenos. Creo que en el fondo yo albergaba la esperanza de encontrar algo que me permitiera curar a la gente y no solo tratar sus síntomas. Por eso, al finalizar la llamada con mi suegra, conversé con mi esposa y le pedí que me llevara a hablar con el médico que había tratado a su mamá.

Apenas se dio la oportunidad, mi esposa me llevó a aquel Centro Médico Adaptógeno y me presentó con el doctor, con quien terminé estableciendo una relación de amistad.

En aquella conversación le planteé a este médico mi interés en conocer más sobre los adaptógenos y él me pidió un currículum. Yo se lo entregué en ese mismo momento; lo había llevado conmigo, ya que mi intención siempre fue relacionarme con ellos. Él me informó que en un par de semanas habría una nueva formación a la que él me iba a postular y que en esas dos semanas me llamarían, como en efecto ocurrió.

Este era un curso que requería mi dedicación exclusiva, ya que era de 8 de la mañana a 5 de la tarde, de lunes a sábado, por un período de seis meses. No obstante, esa empresa se ofrecía a sostenernos económicamente en función de los ingresos que nosotros estuviésemos generando durante ese mismo período, con el fin de que nos pudiéramos enfocar en el aprendizaje sin distracciones.

Hice el curso, lo terminé y salí muy bien en el examen final. Cuando estaba cerca de terminar la capacitación, decidí que empezaría a indicar adaptógenos desde mi consulta, porque ese había sido mi plan desde el inicio. Sin embargo, el último día del curso me llamó el presidente de la empresa a su oficina, el ingeniero José Olalde, y me propuso quedarme a trabajar con ellos.

Su interés en mí se fundamentaba en el hecho de que, a pesar de que su empresa agrupaba a distintos médicos en distintas especialidades, yo era en ese momento el único médico internista que se había interesado en lo que ellos hacían, lo que para ellos representaba una gran ventaja, sobre todo en el tema del diagnóstico. Así que me hicieron una propuesta con base en lo que yo les indiqué que ganaba en mi consulta, llegamos a un acuerdo y empecé a trabajar con ellos al día siguiente.

Empecé en una clínica que tenía 16 consultorios, de los cuales uno era el mío. A los cinco meses, el dueño de la empresa me propuso ser el director médico de ese centro. Seis meses más tarde me pidieron que fuera docente para los médicos que se iban incorporando a los nuevos centros médicos. Después, pasé a ser director médico de los centros de docencia. Mi siguiente promoción fue como director de control de calidad. Luego, fui director médico nacional y, por último, fui director médico internacional. Todos estos fueron ascensos más o menos anuales. Siempre fui la mano derecha del ingeniero Olalde en este tema. Cuando algún diplomático de otro país iba a algún Centro Médico Adaptógeno, era yo quien lo iba a atender. Cabe destacar que, dentro de estos centros médicos, fueron atendidos más de 3 millones de pacientes con beneficios en su salud superiores al 90% y con todo tipo de enfermedades crónicas.

Después de todo lo aprendido con él, yo seguí prescribiendo adaptógenos de otras marcas a las que aún podía acceder y, por supuesto, también prescribía fármacos, no tengo nada en contra de ellos. De hecho, me gusta sumar beneficios de fármacos siempre buscando dejarlos a la brevedad con adaptógenos. Por eso, a lo que yo hago le llamo medicina integrativa.

Ahora, una vez que los adaptógenos salieron de Venezuela, empecé a pasar por una serie de situaciones emocionales muy graves. Me había ido a trabajar a Qatar con un grupo que quería que les desarrollara fórmulas de adaptógenos para el Medio Oriente; sin embargo, el hecho de haberme ido sin mi familia y que mi mamá se enfermara en mi ausencia, entre otras situaciones, me condujo a experimentar unos niveles de estrés bastante severos que me hicieron regresar a Venezuela, no sin antes enfrentar impactos significativos en mi salud. En aproximadamente dos años, yo ya había desarrollado el cáncer en el testículo con el que inicié este relato.

Tengo que decir que los adaptógenos salvaron mi vida. Es algo que puedo asegurar con propiedad y conocimiento, porque es algo que viví como paciente y que veo a diario como médico. Los adaptógenos no solo funcionan, sino que pueden mejorar de manera importante la calidad de vida de una persona y devolverle la salud total.

Es por eso que he decidido finalmente escribir este libro. Creo que ya es tiempo de compartir mi experiencia y conocimientos con otras personas que quieran entender cómo funcionan los adaptógenos y cómo ayudan a la inteligencia biológica del cuerpo a equilibrarse cuando es necesario.

Es mi deseo que la información que aquí comparto sea tan útil para ti como lo ha sido para mí a lo largo de mi vida profesional y personal. En la actualidad, me siento sano, fuerte, vital y reconozco que se debe, en gran medida, al consumo de adaptógenos. Quiero que tú experimentes también los mismos niveles de bienestar, pero que lo hagas entendiendo de qué se trata.

Mi sueño es llegar a la mayor cantidad posible de personas y dar a conocer un buen contexto sobre los adaptógenos, de manera que la gente empiece a familiarizarse con ellos. No estoy escribiendo un libro exclusivamente para médicos, sino para cualquier persona que tenga un problema de salud y que desee resolverlo, así como para personas que quieran prevenir enfermedades.

De acuerdo con mi experiencia y conocimiento, con los adaptógenos se puede tratar cualquier enfermedad crónica y degenerativa, pues no intentan calmar los síntomas, sino que van directamente a la causa de ellos de manera inteligente, armoniosa, alineada con la inteligencia de tu biología. Así que, si quieres saber más sobre los adaptógenos y el bienestar que pueden generar en tu vida, sigue leyendo. Puede que aquí encuentres la clave que estabas buscando para vivir una vida más plena, más feliz. Bienvenido al maravilloso mundo de los adaptógenos.

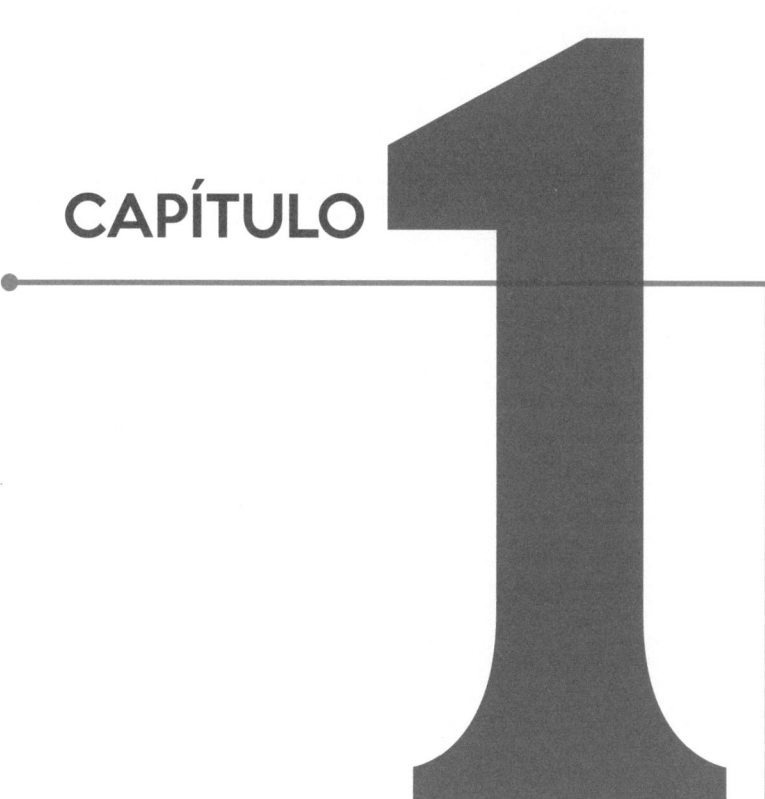

CAPÍTULO **1**

Historia de los adaptógenos

***Qué es un adaptógeno?** Es una sustancia natural derivada de las plantas que no produce efectos secundarios y que tiene efectos medicinales, ya que potencia la capacidad de adaptación a diferentes condiciones sistémicas.*

El uso de plantas medicinales en la humanidad es casi tan antiguo como lo es nuestra historia documentada. Uno de los manuscritos más antiguos, si es que no es el más antiguo del cual se tenga registro, es el llamado *Papiro de Ebers*, escrito hace más de 3,500 años. Fue encontrado en Egipto y menciona algunas plantas medicinales y su uso.

Ese no es el único manuscrito encontrado. Hay otros documentos antiguos que también hacen referencia a plantas medicinales, como lo son el *Código de Hammurabi*, *La Biblia*, y el *Bhagavad Gita*, como ya mencioné en la introducción. En ellos están descritas muchas plantas medicinales y los usos que se les daban. En el caso del *Papiro de Ebers*, puede ser considerado el documento médico más antiguo que existe. Además, en *La Biblia* están nombradas alrededor de 200 veces las plantas medicinales.

Hipócrates, considerado el padre de la medicina, utilizaba plantas medicinales en su práctica y decía: "haz de tus alimentos tu medicina y no de la medicina tu alimento". Así mismo, él postulaba: *"primum no nocere"*, una expresión en latín que significa "lo primero es no hacer daño".

Si nos vamos un poco más atrás en la historia, a la medicina oriental china, tenemos registros de los *ginseng* en sus diferentes variedades, que son plantas que se han venido usando en aquella cultura desde hace más de 5,000 años, teniendo como su variedad más emblemática el *Panax ginseng*, mejor conocido como *ginseng* coreano. Este es un adaptógeno que incrementa la resistencia inespecífica al estrés del cuerpo para quien lo toma —ya sea un estrés emocional, biológico, físico o alguna combinación entre ellos—, a la fatiga o al cansancio. La historia oriental está llena de referencias a los adaptógenos.

Así mismo, tenemos referencias de adaptógenos en la medicina ayurvédica, un sistema de medicina tradicional de la India, que se originó hace más de 4,000 años y se basa en la teoría de que la enfermedad es causada por un desequilibrio de la fuerza vital del cuerpo, llamada por ellos *prana*. El objetivo de esta medicina es restablecer ese equilibrio en el cuerpo humano.

Como dato curioso, en la medicina ayurvédica ellos también utilizan una planta que se conoce como *ginseng* hindú, a pesar de que taxonómicamente no pertenece a la familia del *ginseng*, actualmente conocida como la *ashwagandha*.

Con lo que he expuesto anteriormente, queda claro que, aunque todas estas plantas no recibían por nombre "adaptógenos", a través de miles de años la humanidad ha sabido sobre sus capacidades para ayudar a recuperar la salud. Sin embargo, no es sino hasta que se inicia la carrera para conquistar el espacio entre la antigua Unión Soviética y los Estados Unidos, que se empieza a sugerir el nombre de adaptógenos a estas plantas.

En esa reñida competencia, tanto la NASA como la Agencia Espacial Soviética diseñaron e implementaron simuladores espaciales donde la gravedad era cero para replicar las condiciones a las cuales se someterían los astronautas. Aquí, ambas agencias llevaban a cabo un proceso de estudio para determinar cómo la ausencia de gravedad impactaba en ellos. Estudiaban su fisiología, su sistema nervioso central, su sistema cardiovascular, sus capacidades motrices, cognitivas, y todo cuanto pudieran estudiar para darle a sus astronautas mayores posibilidades de éxito.

Este tipo de programas, como ocurre en todo programa científico, contaba con un equipo de investigadores que estaban en la búsqueda de mecanismos que les permitieran reducir los impactos de vivir en gravedad cero. El tema ya había sido ampliamente estudiado, y se conocía que el tiempo de recuperación de los cosmonautas era de aproximadamente 28 días.

Por la Unión Soviética, Nikolai Lazarev formó parte del equipo científico del programa espacial soviético, en el que a los cosmonautas les tomaba alrededor de 28 días recuperar sus condiciones cognitivas, perdían masa muscular y salían desorientados de los simuladores. Ahí empezó, junto con el resto del equipo, a buscar alternativas para minimizar esos tiempos de recuperación. En este proceso de búsqueda, se encontraron con que los siervos en Siberia, cuando iban a pelear por una hembra, masticaban una raíz llamada *leuzea carthamoides*.

Así, iniciaron una exploración hacia el Ártico, buscando alternativas similares a esa. Prosiguieron con su exploración, y se encontraron con una flor muy linda que tenía todo el aspecto de una rosa, pero con la particularidad de tolerar temperaturas por debajo de 50 grados centígrados. Se pusieron a investigar sus principios activos y sus propiedades, y la bautizaron como raíz ártica o *rhodiola rosea*.

Un tercer adaptógeno es la *schizandra chinensis*, conocida en China como la baya de los cinco sabores, ya que sus bayas poseen los cinco sabores básicos: salado, dulce, amargo, picante y ácido. Esta es una de las cincuenta hierbas fundamentales consideradas en la medicina tradicional china.

El cuarto adaptógeno encontrado fue el ginseng siberiano, también conocido como *Eleutherococcus senticosus*, nativo de las montañas del noreste asiático, y muy apreciado por sus efectos para contrarrestar el cansancio.

Estos cuatro adaptógenos fueron catalogados como los adaptógenos primarios. Un dato curioso sobre ellos es que, de los cuatro adaptógenos, tres de ellos fueron encontrados en Siberia y el otro en China.

El término adaptógenos fue acuñado a mediados del siglo XX por el científico soviético Nikolai Lazarev, y posteriormente desarrollado por su estudiante, Israel I. Brekhman. Lo que hicieron, en realidad, fue redescubrir algo que ya era conocido en distintas culturas desde hacía milenios, y lo bautizaron con el nombre de adaptógenos.

Al inicio, el equipo al que pertenecía Lazarev empezó a trabajar con estos adaptógenos, tratando de encontrar la dosis adecuada para minimizar los impactos de la ingravidez sobre los cosmonautas. Ellos fueron experimentando hasta que dieron con una dosis que les permitió a sus cosmonautas en estado de ingravidez reducir su tiempo de recuperación de 28 días a 72 horas, ¡24 días menos!, con el uso de los adaptógenos, mientras que los norteamericanos mantenían un tiempo de recuperación de 28 días.

Este fue uno de los factores clave que le permitió a la antigua Unión Soviética poner al primer hombre en el espacio, que fue el conocido Yuri Gagarin. Estos adaptógenos también fueron aplicados al primer mamífero en el espacio, la perra Laika, también de origen soviético. Esto sumó puntos importantes para llevar a los soviéticos a ganar la carrera al espacio.

Ahora bien, todos estos descubrimientos no se circunscribieron solo al ámbito militar, sino que en la antigua Unión Soviética los adaptógenos también se les proporcionaban a los atletas de alto rendimiento que participaban en competencias internacionales, como las olimpiadas. Eso explicaría en buena medida por qué, hasta la década de los ochenta, la mayor cantidad de medallas olímpicas siempre estuvieron en poder de atletas soviéticos.

Pero, con la caída del muro de Berlín, la perestroika y la gestión de Gorbachov en la Unión Soviética, muchos científicos migraron a los Estados Unidos llevándose con ellos algunos de los avances relacionados con los adaptógenos, popularizando así su consumo entre atletas de alto rendimiento y en el ámbito militar norteamericano.

Para aquel momento, el uso de adaptógenos era puramente con el objetivo de mejorar la capacidad de adaptación tanto de atletas como de personal militar, ya que su uso mejoraba, por ejemplo, la cognición, que es lo que hace el *ginseng* blanco; o la capacidad de visión nocturna, que es lo que hace la *schizandra chinensis*. No obstante, aún no se consideraba su uso en el área médica en el mundo occidental, a pesar de que, a lo largo de la historia, en la medicina ayurvédica, en la medicina tradicional china y en el chamanismo, por citar tres ejemplos bien conocidos, los adaptógenos sí eran utilizados como medicina.

Pues bien, al haber esta migración de científicos soviéticos a los Estados Unidos, empezaron los adaptógenos a tomar auge en ese país. Iniciaron mezclando diferentes adaptógenos en diferentes cantidades y ofreciéndolos como infusiones. Un poco más tarde, pasaron por un proceso de industrialización, del cual han surgido grandes empresas que hoy en día permanecen en el mercado, creando así una significativa oferta de adaptógenos en aquel país.

Un adaptógeno bastante conocido allá es la *echinacea*, que es originaria de los Estados Unidos de Norteamérica, por ejemplo. También tenemos un adaptógeno llamado *Maca* o *lepidium meyenii*, mejor conocido como el viagra peruano; la uña de gato o *uncaria tomentosa*, originaria de la jungla de América del Sur y que funciona como un antiinflamatorio, o la *sutherlandia frutescens* de África, un gran antiviral y antitumoral. Y así, como estos ejemplos, se han venido tomando las mejores plantas de cada parte del planeta, se han estudiado, se han reconocido sus principios activos y los mecanismos de acción bajo los cuales actúan en el cuerpo humano.

Así como yo, por ser médico, conozco los principios activos del ibuprofeno, por ejemplo, ahora también se conocen los principios activos y mecanismos de acción de los adaptógenos. Esto ha permitido dar con las dosis adecuadas y con la combinación de adaptógenos para lograr resultados específicos dependiendo del tipo de dolencia o dolencias que una persona esté padeciendo.

Entonces, volviendo a la historia de los adaptógenos, estos llegan a Venezuela en la primera década del siglo XXI, de la mano del ingeniero José Olalde quien, poco a poco, empezó a abrir sus Centros Médicos Adaptógenos en diferentes estados del país, y a formar médicos de diferentes especialidades.

Se llegaron a abrir 35 centros médicos, con 350 médicos formados, que atendieron a más de tres millones quinientos mil pacientes, lo que representaba en aquel momento el 10% de la población del país, aproximadamente.

Si nos movemos un poco más adelante en la historia, nos encontramos con la combinación de adaptógenos, cuestión que empezó a ocurrir hace más o menos unos siete u ocho años. Esta combinación facilita un poco la terapéutica, ya que, en lugar de que el paciente tenga que tomarse una cápsula de cada uno de los distintos adaptógenos, se integran varios adaptógenos en una sola cápsula utilizando distintas fórmulas para lograr un resultado específico.

En nuestra empresa, por ejemplo, hemos desarrollado capacidades técnicas que nos permiten ahora combinar hasta 22 diferentes adaptógenos en una sola cápsula, obteniendo como resultado una fórmula efectiva para el sistema inmune (sistema de defensas).

A pesar de la salida de los adaptógenos de Venezuela, yo nunca me alejé de ellos. Todo lo contrario. Me mantuve prescribiéndolos, en la medida de mis posibilidades. Fue así que un día recibí una llamada desde México de Any Alfaro, a quien no conocía. Yo le atendí la llamada, pero realmente no sabía quién era ella hasta que mencionó la palabra adaptógenos. Allí, inmediatamente captó mi atención.

Ella sabía que yo trabajaba con adaptógenos, por lo que me invitó a trabajar con ella en México. A partir de esa llamada, todo ocurrió muy rápido; una semana más tarde, me estaba subiendo a un avión con destino a México. Allí estuve trabajando durante dos meses, con el objetivo de producir nuestros propios adaptógenos.

Ese fue el nacimiento de nuestra marca **Adaptoheal**, la cual ya tiene cuatro años en el mercado y es la empresa productora de adaptógenos más grande de México, lo que no es poca cosa, considerando el tamaño del país y la cantidad de población que tiene.

En México, a través de nuestra marca, ofrecemos 45 productos de manera individual. Gracias al éxito obtenido ahí, nos expandimos a los Estados Unidos, donde fundamos **Adapto-heal Estados Unidos**. Y, un poco después, creamos **Adapto-heal España**, que ya se expandió a Italia, Francia, Portugal y Alemania. Por fortuna para nosotros, las tres marcas siguen creciendo en sus respectivos mercados, debido a un creciente interés de las personas por este tipo de medicina y por supuesto gracias a sus resultados y efectividad.

Como ocurre en todos los negocios, detrás de nuestros productos hay una estrategia. Nosotros preparamos nuestras fórmulas con base en las necesidades del mercado. Por tan solo mencionar un ejemplo, la primera causa de muerte en el planeta son los problemas cardiovasculares. Y nosotros tenemos una fórmula que previene y sana problemas cardiovasculares. Como la segunda causa de muerte en el mundo es el cáncer, nosotros desarrollamos una fórmula con todo lo que tenemos para prevenir y tratar el problema del cáncer.

Así mismo, tenemos fórmulas para enfermedades autoinmunes, en las que el sistema de defensa ataca lo que no tiene que atacar, como lupus, esclerosis múltiple, fibromialgia, Hashimoto y otras más. Todos los adaptógenos sirven para prevenir y sanar. Tenemos una combinación de adaptógenos que hemos llamado Energyheal que estimula al mismo tiempo que relaja. Está compuesto por adaptógenos que equilibran el sistema nervioso. También tenemos un balanceador hormonal para las damas, que las ayuda con el síndrome premenstrual, con los dolores menstruales, con ovarios poliquísticos, fibromatosis uterina, pero también les sirve para mantener y rejuvenecer su sistema hormonal.

Además, tanto Any como yo seguimos pasando consulta, por lo que nos mantenemos conectados con la realidad de nuestras respectivas zonas de influencia. Así podemos saber cuáles son las patologías que están afectando las áreas en las que nosotros trabajamos. Realmente hemos visto miles de pacientes en todos los continentes.

Cuando se consumen los adaptógenos de manera preventiva, los resultados pueden ser bastante sutiles dependiendo del estado de salud de la persona que los toma. Por ejemplo, si eres un ávido bebedor de café, puede ser que en algún momento dejes de tomarlo y no te afecte. Es más probable que las personas de tu entorno se den cuenta de los cambios antes de que tú lo hagas. Pero, si eres de esas personas que mide su productividad, al consumir adaptógenos vas a empezar a ser más productivo, y lo vas a notar.

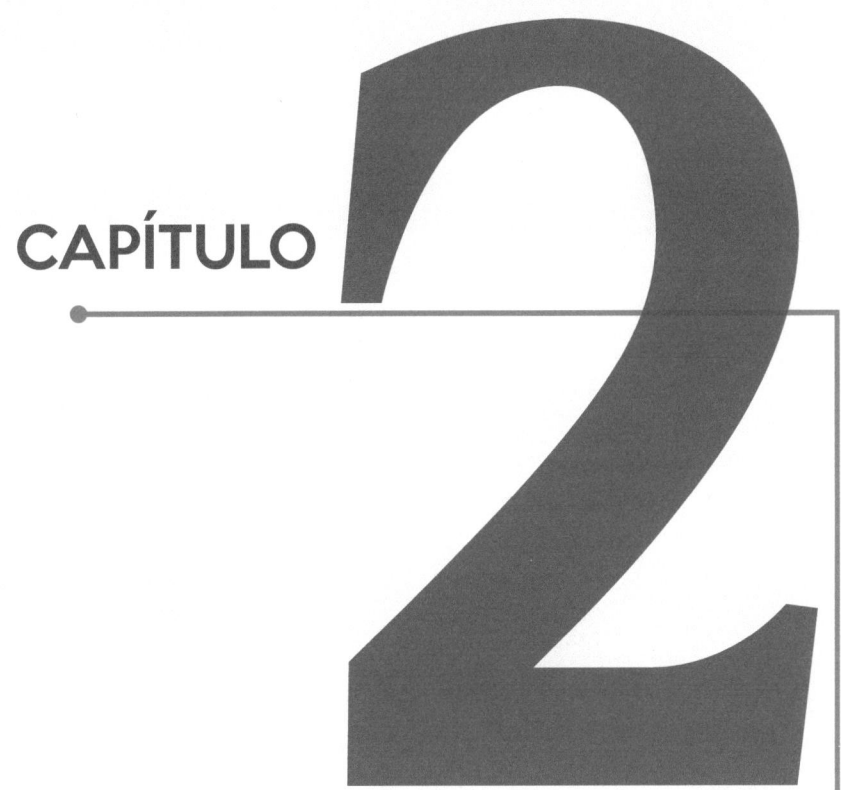

CAPÍTULO

2

La teoría
sistémica

Ahora, te voy a hablar de la teoría que existe detrás de los adaptógenos. Su uso se fundamenta en **Systemics**, que es el nombre que recibe en inglés la teoría sistémica y que es aplicable a todo tipo de sistemas, incluyendo a los sistemas vivientes. La teoría sistémica fue creada por el Ing. José Olalde.

Un sistema viviente es una unidad integrada por elementos que trabajan armónicamente, uno en función del otro, con el objetivo común de la supervivencia. Esta es una definición que aplica a células, bacterias, virus, personas, sociedades, grupos, instituciones o países.

La teoría sistémica establece que los sistemas biológicos pueden existir si, y solo si, energía, inteligencia y organización están presentes y claramente diferenciados en un sistema viviente, como se explica a continuación:

1. **Energía biológica:** es cualquier combustible que causa acción o movimiento. En el caso del ser humano, espe-

cíficamente es la capacidad de producir la molécula de energía o ATP (adenosín trifosfato). Esta molécula se fabrica en las mitocondrias que se encuentran en todas y cada una de las células de tu cuerpo a través del Ciclo de Krebs. Sin energía no existe la vida, no puede haber salud. Por ejemplo, tu corazón late usando energía, mueves tus piernas y brazos usando energía, todo tu sistema de defensas funciona usando energía; el hígado, el cerebro, los riñones requieren energía para funcionar. El término más correcto es **reserva funcional de energía**, ya que los adaptógenos energizantes no son estimulantes como la cafeína que primero estimula y luego estás agotado; muy por el contrario, mantienen al cuerpo cargado de energía. A mayor reserva funcional de energía mayor salud y, a la inversa, a menor reserva funcional de energía menor salud. Cabe destacar que ningún fármaco sintético tiene esta propiedad y aumentar la reserva funcional de energía es vital e indispensable para sanar de buena manera. Si no hay producción mueres; no se puede vivir sin energía. En resumen, una óptima salud mitocondrial es indispensable para tener salud, y una afectación mitocondrial conocida como disfunción mitocondrial está relacionada con todas las enfermedades crónicas y degenerativas.

2. **Inteligencia biológica (IB):** es una entidad reguladora, la cual controla e integra las piezas de un sistema viviente en una unidad funcional, alineada a la supervivencia, entendiendo esta misma como bienestar. La inteligencia biológica es la entidad que de manera autónoma regula todas y cada una de las funciones corporales. Se estima que en el cuerpo humano se llevan a cabo más de un trillón de funciones cada segundo. Regula el funcionamiento del sistema genético, hormonal e inmune, neurotransmisores, frecuencia respiratoria, absolutamente todo y es el que regula el uso de energía. La inteligencia biológica se origina en el momento de la fecundación. Toda inteli-

gencia necesita energía para generar orden biológico, que es el próximo punto. La Inteligencia biológica sin energía no puede regular y hacer todo lo que está destinada y programada a dirigir de manera óptima. Es importante destacar que no existe ningún fármaco de síntesis que mejore la inteligencia biológica; por el contario, si bien es cierto que los fármacos de síntesis pueden ser necesarios en enfermedades agudas, en casos de enfermedades crónicas y degenerativas la deterioran aún más. Y a eso se deben los llamados efectos adversos o secundarios. Por ejemplo, tienes mucho dolor, tomas ibuprofeno, te dará gastritis y, de continuar haciéndolo, puede sobrevenir una úlcera gástrica. Hay un grupo de adaptógenos que sí lo hacen y muy efectivamente. Si no hay inteligencia biológica morimos. No es posible la vida sin una inteligencia que regule las funciones de los órganos y sistemas de tu cuerpo, así de sencillo.

3. **Organización biológica:** es cualquier conjunto de elementos ordenados como una unidad funcional, alineada hacia las metas, que establece la inteligencia que les rige. Aquí vemos que el orden orgánico del cuerpo humano, su funcionamiento correcto y óptimo, se mantiene ya que la **IB** usa energía con el propósito primario de mantenerlo. En pocas palabras, la salud es orden, la enfermedad es desorden y, cuando el orden biológico baja, no hay salud; cuando desaparece, no hay vida. Ahondaremos en esto más adelante.

Nada mejor que un ejemplo para explicar un concepto, así que me voy a apoyar en uno. Supongamos que tenemos un vehículo, con su motor, sistema de cambios, sistema eléctrico y todo lo que un auto necesita para funcionar, incluyendo la gasolina. Entonces tenemos que cada uno de los sistemas que conforman el auto sería el equivalente a la **organización**. La gasolina que hace que el auto se mueva sería el equivalente a la **energía**. Y el conductor vendría a ser la **inteligencia**. Ahora bien, esta teoría sistémica se maneja a través de una cierta lógica que vamos a ver a continuación.

Es importante entender cómo y porqué los adaptógenos combinados de manera correcta hacen literalmente milagros. Cada día más personas los usan, pero no en las dosis precisas ni combinándolos correctamente. Su uso correcto se fundamenta en la ley de los sistemas vivientes y en miles de estudios científicos (si te sientes confundido, vuelve a la página anterior, verifica que no hayas pasado por una palabra que no comprendes, búscala en el diccionario y lee la definición hasta que lo tengas claro). Igualmente explicaremos todo de la manera más sencilla posible con el objetivo de que puedas comprender fácilmente y usar estas maravillosas plantas élites en tu vida cotidiana.

A continuación, más conceptos básicos:

Pondré a modo de ejemplo un fenómeno físico que se puede explicar bajo una estructura triangular: el fuego. Fue el Dr. Lavoisier quien lo describió. El fuego ya existía y sin embargo las personas en aquellas épocas lo veían como un fenómeno mágico. El Dr. Lavoisier, luego de observar con detenimiento, llegó a la siguiente conclusión: para que haya fuego, debe haber tres variables y estas conforman una estructura triangular conformada por oxígeno, alta temperatura y combustible (ejemplo: madera, gasoil, tela, etc.). Añadió: "Si una de las variables aumenta, las otras dos también; si una o más variables disminuyen, las otras también". En otras palabras, si le colocamos más combustible al fuego, aumenta el consumo de oxígeno y la temperatura y, por ende, el tamaño del fuego. Por otra parte, si disminuimos el combustible del fuego, ocurre lo contrario. Seguramente habrás visto cómo funciona una cocina de gas: si aumentas el flujo de gas que sale por la hornilla, aumenta el fuego y viceversa.

Hay una lógica detrás de la teoría sistémica

REPASEMOS PARA COMPRENDER

Para empezar, la teoría sistémica establece que todo sistema viviente es, por definición, una unidad funcional que está orientada hacia la supervivencia. Esto quiere decir que la inteligencia que gobierna nuestra biología tiene como premisa básica la preservación de la vida, de la salud, del bienestar.

Esta **inteligencia biológica humana** que regula todas las funciones corporales en forma óptima es detectable por sus manifestaciones inteligentes y es distinta del ser espiritual, de la consciencia que somos, pero coexisten, viven juntas y están totalmente interconectadas. Es la inteligencia que yace en cada una de nuestras células, el sistema viviente más simple que existe y que las lleva a reproducirse continuamente, siempre que sea posible, para preservar la vida.

La célula actúa como un ladrillo constructor del universo viviente, de la misma manera en que el átomo lo hace con la materia. Sin esta **inteligencia biológica** programada para la vida en cada célula solo existiría caos, desorden y muerte. Eso es lo que representa el cáncer, por ejemplo. Cuando la **inteligencia biológica humana** ha declinado a tal grado que ha perdido el control parcial o total del organismo, aparece el caos.

Ahora bien, la **inteligencia**, por sí misma, no es suficiente para sostener la vida, sino que, además, se necesita **energía biológica** y **organización biológica**. De hecho, ese es el común denominador de todo sistema viviente: la tríada conformada por **inteligencia, energía y organización.**

Se trata de una tríada o de un triángulo, pues ninguno de los tres integrantes del sistema puede existir cuando alguno de los otros dos está ausente. Esta es una condición indispensable en todo sistema viviente: deben estar presentes los tres.

La **i**nteligencia del sistema crea y utiliza la energía con el propósito primario de lograr su **o**rganización. De esto, se infiere que la **i**nteligencia no puede actuar óptimamente ante la ausencia severa de **e**nergía. Así mismo, la **i**nteligencia del sistema crea **o**rganización con el propósito primario de producir la **e**nergía para el propio sistema.

Es así como, en todo sistema viviente, la **e**nergía (**E**), la **i**nteligencia (**I**) y la **o**rganización (**O**) conforman los tres lados esenciales de un triángulo, al que llamaremos **el triángulo de la supervivencia** o **triángulo de la salud**. Estos son tres aspectos distintos de un mismo fenómeno denominado **supervivencia**, lo que, visto desde la perspectiva del cuerpo humano, sería un sinónimo de **salud**.

Mientras más inteligencia biológica, más energía y mayor orden orgánico (organización) haya, se tendrá mayor salud.

Mientras menos inteligencia biológica, menos energía y menos orden biológico haya, menos salud y más enfermedad habrá, ya que toda enfermedad, en la medida que es más severa, implica un mayor desorden orgánico: mientras más severa, mayor desorden.

Triángulo de la salud

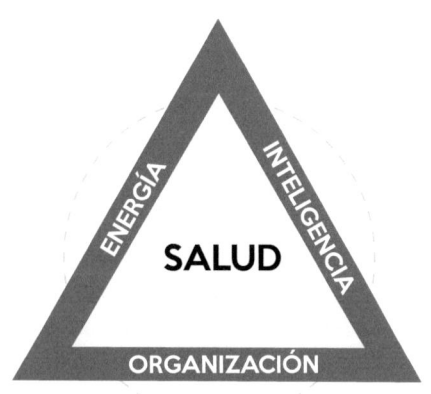

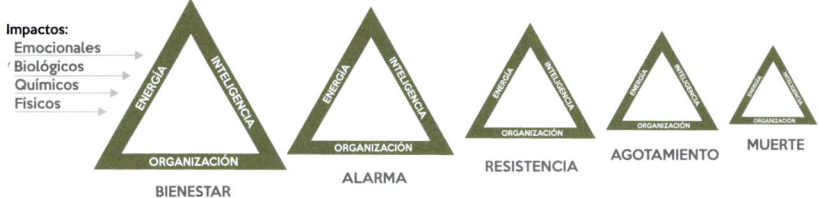

Impactos:
Emocionales
Biológicos
Químicos
Físicos

BIENESTAR   ALARMA   RESISTENCIA   AGOTAMIENTO   MUERTE

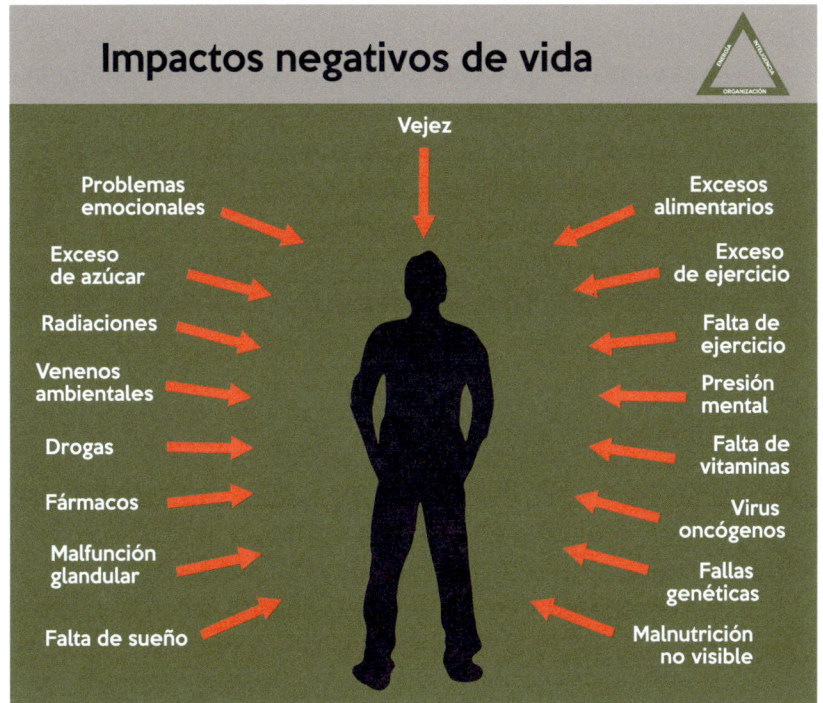

Gráficos 1, 2 y 3. Tomados de *Systemics y la revolución de los adaptógenos*, del Ing. José Olalde.

En este gráfico se puede ver claramente lo que impacta negativamente al ser humano. Los adaptógenos, insisto, nos brindan un escudo protector hacia estos impactos negativos de vida.

La SALUD está conformada por **E (energía)**, **I (inteligencia)** y **O (organización)**, los cuales coexisten bajo una condición triangular.

La inteligencia del sistema viviente es considerada el lado más importante del triángulo, su base, debido a que, a partir de ella, se generan simultáneamente los lados de la energía y de la organización. El triángulo nace a partir de la inteligencia del sistema, la cual produce organización y genera energía. Este triángulo no sería uno equilátero, ya que el lado de la inteligencia tiene mayor influencia que los otros dos.

Ahora vamos a hablar de potencial. Un **potencial** es la posible capacidad de hacer algo. Yo tengo, por ejemplo, el potencial para correr un maratón. Pero no significa que ahora mismo pueda correrlo. Tendría que entrenar antes, pero tengo el potencial para correrlo.

Pues resulta que hay otro postulado en la lógica de la medicina sistémica que establece que el **potencial de supervivencia** de cualquier sistema viviente puede ser definido como el producto matemático de su energía, inteligencia y organización, lo cual se puede expresar con la siguiente fórmula:

Potencial de supervivencia (PS) = E x I x O

Con base en este postulado, podemos deducir que es posible incrementar la supervivencia (salud) de cualquier sistema viviente mediante el incremento de cualquiera de sus tres componentes esenciales. Pero lo mismo ocurre a la inversa. Cuando se afecta cualquiera de sus tres componentes, se deteriora la salud y es allí cuando enfermamos. De hecho, mientras más importante o fuerte sea la afectación de la **Ib**, la **E** y la **O**, más severa y grave será la enfermedad en cuestión. Por ejemplo, no es lo mismo un cáncer de mama localizado que un cáncer de mama metastásico al hígado, pulmones y esqueleto, ya que este último caso implica un mayor colapso de E, I, O. Esto es igual a una enfermedad más avanzada, un mayor desorden, una mayor entropía.

Entonces, tenemos que cuando el **triángulo de la salud** crece la vida se extiende. Cuando el triángulo de la salud se reduce es porque alguno de sus lados se ha reducido, generando enfermedad, por lo que la vida se acorta.

Si trasladamos el triángulo de la salud a la anatomía humana, tendríamos entonces que la inteligencia biológica estaría ubicada en el cerebro, la organización estaría ubicada en los órganos y la energía estaría ubicada en las células.

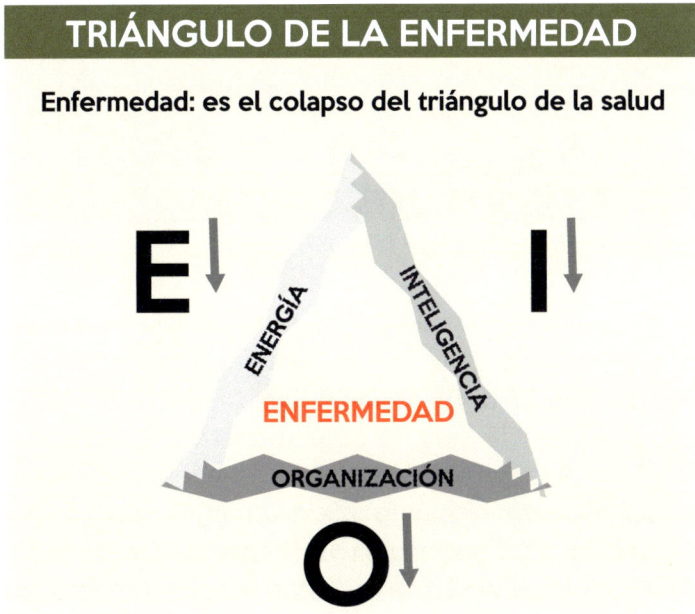

Gráfico 4. Tomado de trabajos de coautoría del Ing. José Olalde y el Dr. Alberto Wulff publicados en la revista *eCAM (Evidence-Based Complementary and Alternative Medicine)*.

Aquí tenemos un ejemplo visual de cómo, al caer los tres lados del triángulo, se genera la enfermedad. Recordemos que todo desorden es enfermedad, es entropía, y, mientras más caigan, más severa es la enfermedad. Lo que observas como disminución de la organización es desorden orgánico, enfermedad. Pero la causa está en la caída de la IB o la E. Es importante destacar que la medicina convencional no toma en cuenta estos dos factores y no los corrige.

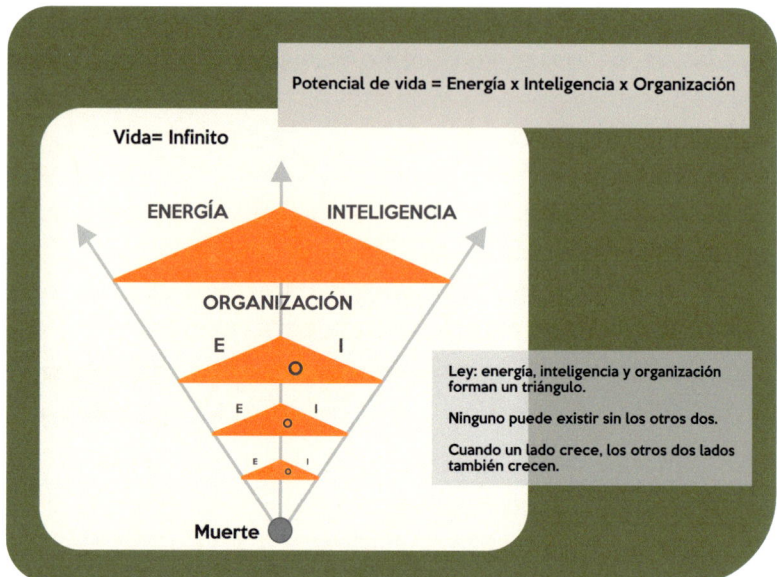

Gráfico 5. Tomado de trabajos de coautoría del Ing. José Olalde y el Dr. Alberto Wulff publicados en la revista *eCAM* (*Evidence-Based Complementary and Alternative Medicine*).

Aquí vemos cómo nuestra salud es directamente proporcional al tamaño de un triángulo. Imaginemos que el triángulo más grande es una persona saludable. Al estar expuesta a impactos negativos de vida, le da una gastritis (desorden) por *Helicobacter pylori* y baja al segundo triángulo. De no corregirse, baja al tercer triángulo y le da una úlcera gástrica (más desorden celular). Continúa bajando hasta el cuarto triángulo, donde le da un cáncer gástrico (es un peor nivel de desorden obviamente). Baja a una estructura triangular más pequeña y el cáncer hace metástasis (más entropía, más caos, más desorden). Sigue descendiendo y fallece (entropía máxima, no hay inteligencia, ni energía, ni orden).

Exactamente igual son todas las enfermedades crónicas. Van de menor severidad a mayor severidad si no son tratadas adecuadamente y esto se hace potenciando **i**nteligencia, **e**nergía y **o**rganización con adaptógenos. Encontrar el orden es la llave de entrada para retomar la salud y para esto hay que subir con fuerza los tres lados del triángulo.

Todo empieza con la inteligencia biológica

Como ya te he dicho antes, la inteligencia del sistema viviente es el lado más importante del triángulo de la salud, pues a partir de ella simultáneamente se generan los lados de la energía y de la organización.

Pero, así como existe el triángulo de la salud, la inteligencia biológica maneja también su propio triángulo, compuesto por la inteligencia inmune (I-inmune), por la inteligencia bioquímica (I-bioquímica), y por la inteligencia celular o genética (I-celular).

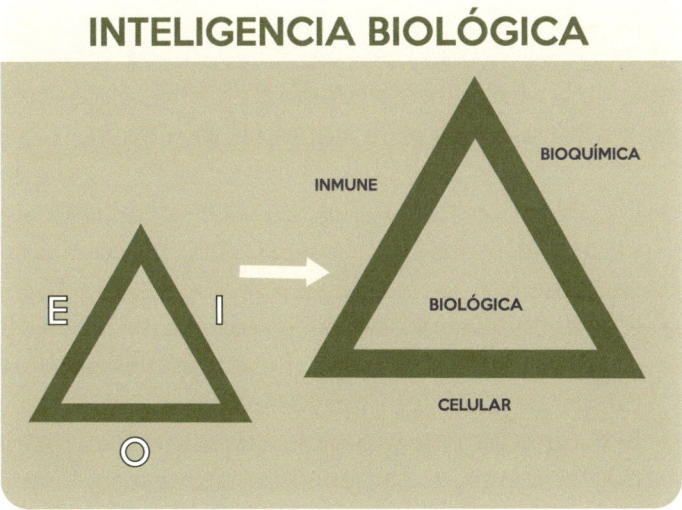

Gráfico 6. Tomado de *Systemics y la revolución de los adaptógenos*, del Ing. José Olalde.

De la misma manera que la inteligencia genera organización y energía para su supervivencia, la I-celular crea en el cuerpo todas las funciones vitales, pero, además, crea una I-inmune que lo protege y una I-bioquímica u hormonal que crea hormonas a través de las cuales cada una de sus células se pueda comunicar.

Un ejemplo que ilustra a cabalidad esta lógica es el de una fecundación. Un óvulo, que tiene 23 cromosomas, se junta con un espermatozoide, que tiene otros 23 pares de cromosomas, y generan una inteligencia celular: una primera célula con 23 pares de cromosomas que determinará las características que ese ser humano tendrá. Cuando crezca, ese cuerpo tendrá una estatura de ciento ochenta centímetros, los ojos serán de color marrón, su frecuencia cardíaca será de 60 latidos por minuto y, si es mujer, su primera menstruación será a los 12 años de edad. Todo lo relacionado con las funciones vitales del cuerpo lo genera la inteligencia celular. Y al mismo tiempo, creará una inteligencia inmune que la proteja, así como creará también una inteligencia hormonal que le permita las comunicaciones entre los diferentes órganos y sistemas.

Al igual que ocurre con el triángulo de la salud, en este triángulo de la inteligencia ninguno de los tres elementos puede existir ante la ausencia de alguno de los otros:

- El sistema celular no puede existir sin el sistema inmune que lo proteja, ni sin el sistema bioquímico que lo sustente.
- El sistema bioquímico no puede existir sin el sistema celular que lo sostenga. En consecuencia, tampoco puede existir sin el sistema inmune.
- El sistema inmune no puede existir sin el sistema celular que lo sostenga. Tampoco puede existir sin un medio bioquímico/hormonal que permita las comunicaciones y sustentación del sistema viviente.

La interacción constante en este trío queda en evidencia cuando alguien sufre de estrés emocional. En este caso, le subirá el cortisol, que es la hormona del estrés (I-bioquímica). Cuando le sube el cortisol de manera exagerada y crónica, bajarán sus glóbulos blancos o disminuirán su efectividad para defendernos (I-inmune), lo que dejará expuesta a esta persona a la gripe, por ejemplo. Pero cuando baje el estrés y se reduzca el cortisol, subirán los glóbulos blancos y ya podrá defenderse de la gripe. Esto demuestra cómo estas tres inteligencias están continuamente interactuando.

En mi caso, cuando estaba en la universidad e iba a presentar exámenes, me ponía muy nervioso y me aparecía un herpes labial porque, cuando uno sufre de estrés, es mucho más fácil enfermarse. De hecho, el estrés tiene un alto grado de importancia en la aparición de enfermedades de todo tipo, incluyendo el cáncer. ¿Por qué? Porque el estrés baja la inteligencia biológica, la cual comanda al sistema inmune y nos deja más propensos a enfermar.

De allí viene esta nueva ciencia llamada epigenética, término introducido por Conrad H. Waddington en la década de los cincuenta, que estudia las interacciones de los genes con el medio ambiente. Y, un poco más reciente, tenemos la aparición de otra ciencia llamada psiconeuroendocrinoinmunología, que estudia y analiza las interacciones multidireccionales entre la mente (psique) y los sistemas nervioso, endocrino e inmune, y sus repercusiones en la vida humana.

Así tenemos, entonces, que la I-celular es esa entidad que regula la genética y el metabolismo de todas y cada una de las células del organismo, y que, a su vez, genera a la I-inmune, con el propósito primario de proteger al sistema celular. Se desprende de esto que un colapso del medio inmune afectará negativamente al sistema celular.

Tenemos también que la I-celular genera a la I-bioquímica u hormonal con el propósito primario de permitir las comunicaciones y el sustento del sistema celular. Un colapso del medio bioquímico, por tanto, afectará negativamente al sistema celular, ya que las hormonas constituyen la red de internet que mantiene conectadas y comunicadas a todas las células. Sin ellas, las células no podrían comunicarse y morirían.

Por ejemplo, si a un hombre le sube el cortisol por un estrés continuo, no estará produciendo suficiente testosterona y se le bajará la libido, así como se le afectará el sistema inmune porque esa es la información que estará recibiendo. Por el contrario, si se producen niveles de cortisol normales, habrá suficiente testosterona y un funcionamiento inmunológico competente. La información que estará recibiendo será la de mantener una libido normal, lo que es una característica de salud en los seres humanos, porque sin la libido no podría haber reproducción. Y si no hay reproducción, se extinguiría la especie.

En el caso de las damas, este mismo proceso es un poco más complejo, porque intervienen varias hormonas, pero aplica el mismo principio. En la mujer, las hormonas involucradas serían la progesterona, los estrógenos, la testosterona (pero una décima parte de la que produce el hombre), la FSH o folículo estimulante y la LH (hormona luteinizante), que es la que genera la evolución, que se produce en la hipófisis y que regula los ciclos menstruales. Todas estas hormonas, cuando están funcionando de manera coordinada con la inteligencia, generarán en la mujer un ciclo menstrual normal, sin dolor, y un deseo sexual normal también. Pero si no es así, presentará ciclos menstruales dolorosos o podría presentar síndrome de ovario poliquístico o una fibromatosis uterina, entre otras anomalías que en sistémica son catalogadas como desórdenes celulares transitorios reversibles. No hay enfermedad adquirida que sea incurable.

Lo que quiero resaltar aquí es que, cuando hay alteraciones hormonales en el ser humano, las células no van a funcionar bien. Falla la comunicación y/o el sustento de las células, lo que deriva en una enfermedad.

Ahora bien, regresando con el triángulo de la inteligencia biológica humana, este es el trío constituido por la I-inmune, la I-bioquímica y la I-celular, que conforman sus tres lados esenciales. Cada uno de esos lados trata un aspecto distinto del mismo fenómeno y todos operan bajo las siguientes premisas:

- Cuando cualquiera de los lados del triángulo decrece los otros dos lados también decrecen proporcionalmente.
- Cuando cualquiera de los lados del triángulo se incrementa los otros dos lados se incrementan proporcionalmente.
- Si cualquiera de los integrantes del trío desaparece, el sistema muere. Es decir, los otros dos integrantes también desaparecen. En este último caso, ocurre la muerte del cuerpo físico.

Así tenemos entonces que del **triángulo de la inteligencia biológica humana** se desprende un segundo triángulo que es **el triángulo de la salud**, compuesto por energía biológica, inteligencia biológica y organización biológica, siendo la resultante de ese triángulo la salud.

Te has preguntado alguna vez ¿qué tanta salud tienes? Para responder esto necesitarías saber qué tanta reserva funcional de energía tienes, qué tanta inteligencia biológica posees y qué tanto orden biológico hay en ti. A mayor inteligencia biológica, energía biológica y organización biológica, mayor salud tendrás. Esto puedes inferirlo a partir de cómo te sientes, cómo están tus niveles de vitalidad, cómo duermes, cómo vives, cómo te desenvuelves en tus actividades cotidianas, trabajo, ejercicio físico, etc.

Pero lo mismo ocurre en el sentido opuesto. A menor inteligencia biológica, a menor reserva de energía biológica y a menor orden biológico, menor salud. En ausencia del orden gobierna el caos. Y el caos es sinónimo de enfermedad. Todas las enfermedades son desórdenes. ¡Todas! La manera de restaurarse el cuerpo correctamente es a través del uso de adaptógenos que potencien los tres lados de los triángulos.

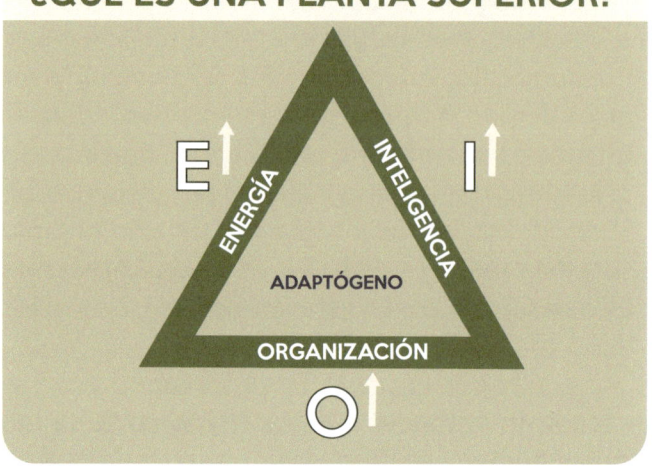

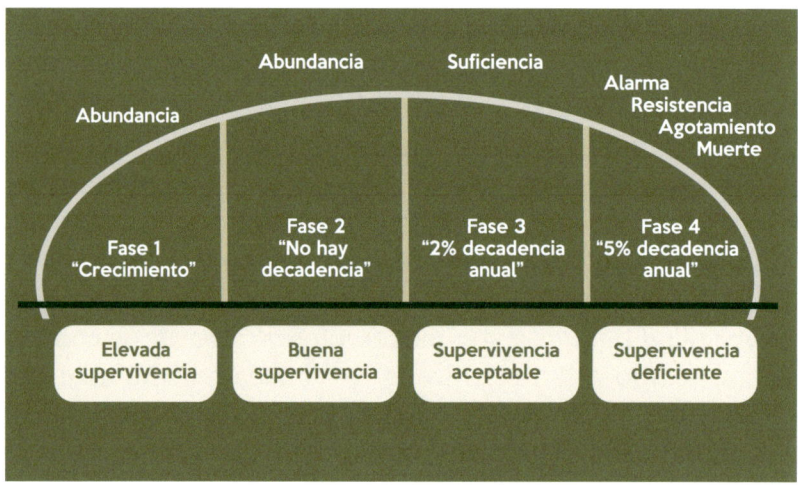

Gráficos 7 y 8. Tomados de *Systemics y la revolución de los adaptógenos,* del Ing. José Olalde.

En este gráfico se muestra el **deber ser** para el cual está diseñado el cuerpo humano. De acuerdo con el programa genético, deberíamos vivir saludables hasta los 120 años. En este punto, es importante destacar que el ser viviente que más enferma en nuestro planeta es el ser humano, aun siendo el ser más inteligente de la tierra, cosa que resulta absolutamente contradictorio.

ADAPTÓGENOS | 61

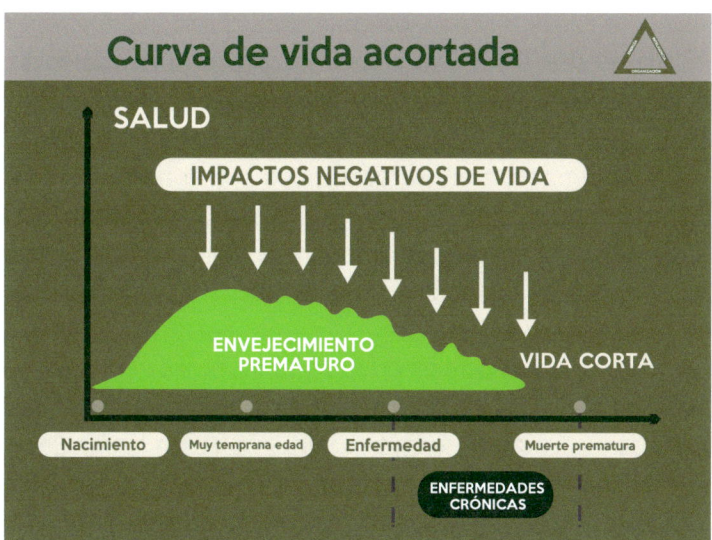

Gráfico 9. Tomado de *Systemics y la revolución de los adaptógenos*, del Ing. José Olalde.

En este gráfico podemos apreciar lo que está realmente ocurriendo hoy en día. Los impactos negativos de vida tienen enferma a la humanidad, viviendo con muy mala calidad de vida, además de estarse incrementando el número de personas enfermas cada día de manera exponencial.

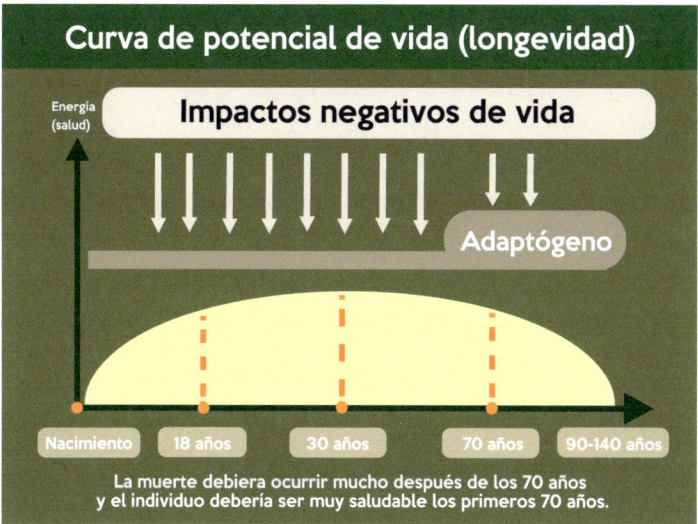

Gráfico 10. Tomado de *Systemics y la revolución de los adaptógenos*, del Ing. José Olalde.

En este gráfico se puede observar cómo los adaptógenos son literalmente un escudo que nos protege de los impactos negativos de vida.

El problema con las terapéuticas y tratamientos modernos es que pretendemos curar un desorden añadiendo más desorden, que es lo que ocurre con la aplicación indebida de algunos fármacos sintéticos. Y para muestra, un botón.

En el año 1952, que es cuando se instaura el procedimiento de quimioterapia como tratamiento de primera línea para tratar al cáncer, esta enfermedad era la tercera causa de muerte a nivel mundial. Como es bien conocido, la quimioterapia genera efectos secundarios bastante severos en el cuerpo humano, que no son más que nuevos desórdenes añadidos por los fármacos de ese tratamiento a la biología humana.

Pues bien, a pesar de todos los esfuerzos por tratar esta enfermedad desde aquella época hasta nuestros días, el cáncer ha pasado a ser la segunda causa de muerte a nivel mundial. Y, por la trayectoria que la curva lleva hasta el momento, y de acuerdo con las proyecciones de la OMS, se espera que se convierta en la primera causa de muerte a nivel mundial a la vuelta de unos pocos años. Esto es lo que ocurre cuando tratamos de arreglar el desorden con más desorden. ¡Es literalmente imposible!

Es innegable que a algunas personas les va bien con la quimioterapia. Pero no son la mayoría, de hecho, son la minoría.

*El **triángulo de la inteligencia biológica**, ese que tiene a la inteligencia inmune, a la inteligencia bioquímica y a la inteligencia celular como cada uno de sus lados, es el que le da origen al triángulo de la salud. La vida empieza en la base de la inteligencia biológica, con la inteligencia celular (I-celular).*

Así como en el triángulo de la salud el potencial de super-vivencia viene dado por el producto de sus elementos **I**, **E** y **O**, lo mismo ocurre en el triángulo de la inteligencia biológica. El potencial de curación de la inteligencia biológica humana puede ser definido como el producto matemático de su forta-leza inmune, condición neuroendocrina y estado energético. Es decir:

IB potencial de curación = (I-inmune**) x (I**-bioquímica**) x (I**-celular**)**

Esto quiere decir que es posible incrementar la inteligen-cia biológica humana mediante el incremento de cualquiera de sus tres componentes esenciales. Esta es una de las cosas que los fármacos sintéticos no pueden hacer, lo que establece una gran diferencia con respecto a los adaptógenos. Muy al con-trario, los fármacos de síntesis son impactos negativos de vida. Pueden aliviar temporalmente síntomas, hay muchos momen-tos en los que deben ser utilizados pero, a largo plazo, siempre generarán efectos secundarios, desorden, entropía.

Hay muchas otras terapias que también tienen sus virtu-des, como la homeopatía y la acupuntura, pero no conozco al-guna que tenga las virtudes que ofrecen los adaptógenos, que proporcionan una solución a través del incremento de los tres componentes de la **inteligencia biológica**.

De hecho, hay adaptógenos que son muy inmunológicos, hay otros que son muy endocrinos y los hay también muy gené-ticos. Tomarlos en conjunto es el escenario ideal, pues hay que darle apoyo a todo el sistema, pero haciendo énfasis en el lado del triángulo en el cual se originó el problema, por supuesto.

Todo termina con los impactos negativos de vida

La **inteligencia biológica** está activada cuando el sistema in-mune permanece en plenitud, cuando el sistema celular está en equilibrio y cuando el sistema bioquímico (neuroendocrino) está estable. Pero esta puede ser desactivada por impactos emocionales, físicos, químicos o biológicos que la suprimen y adormecen. Este sería el principio del caos del organismo y de su muerte eventual.

La mayor parte de las enfermedades crónicas ocurre por impactos negativos de vida, agentes estresores, emocionales, biológicos (virus, bacterias, parásitos, hongos, biotoxinas como trigo, gluten, cebada, centeno) que suprimen, tumban y afectan negativamente la **inteligencia biológica** y la desactivan. La inteligencia biológica se pierde y el sistema entra en caos, por lo que es necesario recuperarla. Y para eso existen adaptógenos infocéuticos (los mencionaremos más adelante) que le dan información a la **inteligencia biológica** para que se restaure.

Si una persona tiene un colapso en su inteligencia biológica y esta comienza a desactivarse, a caer, a disminuir y sigue cayendo de manera continua, eventualmente fallecerá porque no habrá restauración biológica, física. Y no la habrá porque no habrá inteligencia que restaure el sistema corporal humano, llevándolo a su nivel de funcionamiento normal de manera paulatina y progresiva.

Por tanto, es un requisito indispensable reactivar la **inteligencia biológica** para curar el organismo de las enfermedades crónicas. Si no se logra su reactivación, no será posible curar la enfermedad. Es por esta razón que a las enfermedades crónicas se les cataloga como incurables, cosa que no es cierta. Los fármacos tratan síntomas, pero ningún fármaco reactiva la IB. Sin embargo, no tienes por qué preocuparte; con el uso de adaptógenos, esto se logra de manera muy efectiva. En la gran mayoría (alrededor del 90% de acuerdo a estudios clínicos) de los casos, es posible reactivar la **inteligencia biológica** con adaptógenos que estimulen las tres inteligencias: inmune, hormonal y genética. Y sé que es posible, porque nosotros lo hemos hecho en millones de personas. Así mismo, es posible reactivar la inteligencia biológica con ayuda espiritual cuando el origen de la enfermedad es emocional. Escuchar, preguntar sobre traumas o eventos del pasado, ser compasivo y amoroso, debe ser parte muy importante de la tarea del médico. Los seres humanos no son cosas.

Si tenemos a una persona que está en un entorno emocionalmente tóxico o sumergida en relaciones tóxicas, en un medio que le agrede con situaciones financieras desfavorables, laborales, familiares o personales que no logra resolver, esa persona tiene que salir de ese lugar o de esa situación en la que está, porque la está enfermando. Igualmente debe pedir ayuda profesional; es una gran herramienta de apoyo. También puede escudarse mientras resuelve la situación con adaptógenos como la *rhodiola rosea* y *ashwaganda* más magnesio.

Dijo Hipócrates, padre de la medicina: "El paciente con una enfermedad debe salir del lugar, cambiar los hábitos y las personas que estuvieron involucradas en la aparición de su enfermedad para poder sanar".

A una persona en esta situación se le indican adaptógenos como la *rhodiola* y la *ashwagandha* que protegerán su cuerpo de los impactos emocionales, pero no estaría eliminando una causa que es exógena, una causa que está fuera de ella, en su entorno, en su ambiente o en sus circunstancias.

Es ahí donde se hace importante contar con ayuda espiritual. Ahora bien, cuando hablo de ayuda espiritual, me refiero a la ayuda que podría venir de fuentes como la oración, la psicoterapia, la catarsis a través de conversaciones o de escribir, la meditación o la introspección, por mencionar solo algunas. Hay muchos tipos de ayuda espiritual en los cuales se puede apoyar a una persona para salir de una situación emocional compleja. Pero, sin lugar a dudas, tiene que salir de ahí.

Constantemente estamos siendo bombardeados por impactos negativos de vida. Esto es inevitable y, dependiendo de cómo cada ser humano los procese, son estos los que nos conducirán eventualmente hacia el envejecimiento prematuro, la enfermedad y una afectación de la calidad de vida. Estos impactos negativos de vida a los que me refiero pueden ser muy variados e ir desde problemas emocionales hasta complicaciones físicas de mucha intensidad. Y también toda una serie de impactos, como el exceso de azúcar, radiaciones, venenos ambientales, drogas, fármacos, mal funcionamiento glandular, falta de sueño, excesos alimentarios, exceso o falta de ejercicio, presión mental, falta de vitaminas, virus oncológicos o malnutrición, entre otras.

El entorno, las circunstancias, todo el drama que nos rodea, van debilitando poco a poco nuestra inteligencia biológica. Al comprender esto, no es tan difícil entender cómo en un planeta que tiene más de siete mil quinientos millones de habitantes esté presente alguna patología en el 70% de ellos, con algún tipo de enfermedad. Esta es una cifra abismal y debería tocar nuestra conciencia como personas y como raza. Tenemos una humanidad que está enferma en su mayoría y esto es algo que nos diferencia del resto de las especies que habitan el planeta porque, a diferencia de la humanidad, el resto de los seres vivos son, en su gran mayoría, saludables. Y esto siendo el ser humano el que tiene más desarrollado el sistema nervioso central.

Mucho de eso tiene que ver con la organización. Hablamos bastante de los macronutrientes (grasas, proteínas y carbohidratos), pero poco o nada hablamos de los micronutrientes, como el sodio, el potasio, el zinc, el selenio, el cromo, el yodo y todas las vitaminas C, B, A, D, K, E. Hay más de 174 minerales en el cuerpo humano, todos micronutrientes, cuya ausencia puede causar impactos negativos en nuestras vidas y en la de nuestros seres queridos.

Un error frecuente que comete nuestra sociedad actual, y que tiene que ver con nuestra alimentación, es el de no rotar los cultivos, por lo que la tierra se va quedando sin ciertos nutrientes que no puede transferirles a estos. Esa es la razón por la cual los alimentos que se cultivan en esas tierras vienen carentes de algunos nutrientes, lo que obliga a la gente en la actualidad a tomar suplementos como zinc, vitamina D y otros para obtenerlos, cuando todo eso debería venir directamente de los alimentos y la exposición al sol sin bloqueadores.

Nuestra humanidad está enfermando y no se está dando cuenta de ello, lo que está disminuyendo cada vez más no solo su tiempo de vida, sino la posibilidad de tener una vida plena y saludable. Esto también ha sido estudiado por la medicina sistémica, la cual considera que la vida de un ser humano puede ser dividida en cuatro fases:

- **Fase 1:** es una fase de crecimiento en la que el nivel de supervivencia es elevado y hay abundancia.
- **Fase 2:** es una fase en la que no hay decadencia, en la que el nivel de supervivencia es bueno y todavía hay abundancia.
- **Fase 3:** en la que empieza a haber hasta 2% de decadencia anual, en la que la supervivencia es aceptable y en la que hay suficiencia.
- **Fase 4:** es una fase en la que hay una decadencia de 5% anual, en la que la supervivencia es deficiente y en la que sobrevienen las etapas de alarma, resistencia, agotamiento y muerte.

Cuando los impactos negativos de vida son moderados, el organismo puede evolucionar exitosamente a través de las fases 1 a 4 y la muerte debería ocurrir mucho después de los 70 años, siendo el individuo saludable, al menos, durante sus primeros setenta años de vida. Pero cuando estos impactos de vida negativos hacen su aparición a muy temprana edad y sin ser moderados, sobreviene el envejecimiento prematuro y, eventualmente, la muerte prematura. Y eso es precisamente lo que está ocurriendo en el mundo en la actualidad.

Por supuesto que esos setenta años de vida saludable se van reduciendo aceleradamente cuando vivimos vidas desordenadas, cuando nos hacemos *workaholics* (adictos al trabajo), cuando caemos en el sedentarismo y no nos ejercitamos, cuando no contemplamos y agradecemos lo hermoso de la vida, cuando comemos muchísima azúcar refinada, cuando comemos con excesos de carbohidratos desde la infancia (pan, avena, maíz, arroz, sodas, alimentos ultraprocesados, colorantes, dulces, bebidas alcohólicas en exceso, aceites de maíz, canola y sésamo), cuando comemos a cualquier hora, cuando comemos por ansiedad, cuando nos sometemos a diario a presión mental, cuando no nos exponemos a los rayos solares lo suficiente, cuando no respiramos adecuadamente, cuando no nos hidratamos correctamente y cuando lo que comemos es de bajo contenido nutricional, entre varios otros factores. Hasta donde he podido observar en mi trabajo, el origen de la mayoría de los impactos negativos de vida está en los problemas emocionales y en la situación nutricional de las personas.

No es para nada saludable la ingesta de comida ultraprocesada ni la exposición al sol sin protectores solares. Tampoco lo es el exponerse a la gran cantidad de luz azul emitida por las bombillas blancas en oficinas y hogares, o a las radiaciones electromagnéticas emitidas por los teléfonos móviles, las computadoras, los hornos y cocinas eléctricas, y las grandes antenas de cuarta y quinta generación que producen una intoxicación electromagnética.

Así, tenemos entonces que los impactos negativos van acortando nuestra vida. Nos van envejeciendo, lo que es una consecuencia del debilitamiento de la inteligencia biológica.

Pero esto es algo que podemos revertir. Inteligencia, energía y orden es todo lo que se requiere para recuperar la salud.

La inteligencia biológica está en capacidad de curar el organismo. En primer lugar cuando está activada y en segundo lugar cuando dispone de los principios activos indispensables para generar energía y organización biológica. Solo bajo estas condiciones se logra el fenómeno de la regeneración. Es decir, el de la curación o reversión de muchas enfermedades consideradas incurables.

Si la inteligencia biológica no se logra reactivar, no se logrará la cura del organismo, aunque se aporte el recurso energético y organizacional requerido. A esto se le llama el punto de no retorno (el punto de no retorno se define como ese momento en el tiempo en el que el daño genético es tan severo a nivel del ADN, que es literalmente imposible que haya respuestas a tratamiento médico). Hasta el momento, no hay manera de saber cuándo una persona ha alcanzado ese punto de no retorno. No se ha diseñado o descubierto algún instrumento que lo mida. Es necesario darle tratamiento y observar cómo responde y ocurre alrededor del 10% de los casos. Si no responde, es que ya lo alcanzó. Si no lo ha alcanzado, la inteligencia del sistema reaccionará, de acuerdo a los siguientes criterios:

- Cuando agentes agresores inteligentes intentan reducir la organización y el potencial de energía de un sistema viviente, la inteligencia del sistema afectado intenta generar una reacción mayor y opuesta, con el propósito de sobrevivir. La estrategia de supervivencia del sistema afectado consiste en un intento por incrementar su energía potencial y nivel organizacional, en tanto que, simultáneamente, intenta debilitar el triángulo de supervivencia opositor. Es muy importante destacar en este punto, como ya mencionamos, que los virus tienen inteligencia, energía y organización. Las bacterias y el cáncer también. El resultado de lo que ocurrirá al tener alguno de estos problemas lo dará quien tiene más E, I, O: ¿tú o ellos? Quien vive tenía más potencial de supervivencia; quien fallece, menos.

- Si lo anterior se logra, la inteligencia del sistema sobrevive, así como sobrevive el sistema afectado.

Esta misma lógica conforma la base de la inmunología, de la homeopatía y de la hormesis, que es una técnica de inmunización mediante la utilización de venenos a dosis muy bajas. Es básicamente la ley de acción y reacción. Cuando un virus intenta entrar, el sistema siempre va a reaccionar. Si es fuerte, expulsará al virus, de lo contrario, el virus ganará. ¿Resultado? Te enfermas.

Muchas de las personas que fallecieron a causa del virus de COVID durante la pandemia fue debido a que sus sistemas inmunes no estaban preparados para pelear esas batallas. Estaban débiles y perdieron, aun cuando el propósito de la inteligencia biológica era ganar esas batallas para sobrevivir. Y, al contrario, todos lo que sobrellevaron con éxito la pandemia tenían sistemas inmunes fuertes. Yo en lo particular, a modo de anécdota, les cuento que durante la pandemia de COVID-19 estuve en consulta. Observé más de 100 pacientes positivos de manera presencial y les pedía que me estornudaran en la cara. Ellos se asustaban pero lo hicieron. ¿Saben qué pasó? Nunca me dio COVID. ¿Por qué? Como sano, hago ayuno intermitente, me ejercito y tomo adaptógenos a diario. En esa época tomé muchos adaptógenos inmunológicos, de los que hablaremos, tales como *ginseng* siberiano, *echinacea*, *reishi* y palo de arco. También en época de pandemia traté en línea a más de 200 pacientes con COVID. Algunos tenían saturaciones de 68% de oxígeno y no querían ir al hospital. ¿Resultado? Todos sanaron, hasta los que estaban más graves. Los adaptógenos que les indiqué potenciaron el sistema inmune y salieron del problema. ¿Mi conclusión? Se pudo evitar seis millones de fallecimientos o, al menos, disminuir de manera muy significativa esa cifra.

La escalera de energía

Ahora que ya sabes cómo los impactos negativos te restan tiempo de vida, es importante que entiendas que la condición normal de todo ser humano es el bienestar. Ese es nuestro punto de partida.

En la medicina sistémica utilizamos un modelo llamado la escalera de energía, que establece que el bienestar es producto de la salud y de altos niveles de energía, y que el descenso de los seres vivos por esta escalera se asocia con la disminución progresiva de la reserva funcional de energía, con cambios fisiológicos muy precisos y con aparición de ciertas enfermedades.

Este concepto fue propuesto por el doctor Hans Selye, quien formula el síndrome general de adaptación en su libro *The Stress of Life*, en el que clasifica en una escalera los efectos causados en animales y humanos por agentes estresores, cuyo peldaño más alto es el bienestar y que luego va bajando peldaño a peldaño a estados de alarma, resistencia y agotamiento hasta llegar a la muerte.

Así tenemos entonces que el síndrome general de adaptación al que se refiere Selye viene a ser ese conjunto de signos y síntomas que se van presentando en las personas en la medida que se adaptan a impactos negativos de vida, los cuales tienen como componente vital el descenso de energía.

Por lo general, el ser humano empieza su vida estando en la parte más alta de la escalera, con mucha salud y elevados niveles de energía, que es lo que conocemos como bienestar y que se manifiesta en las personas como una sensación de plenitud.

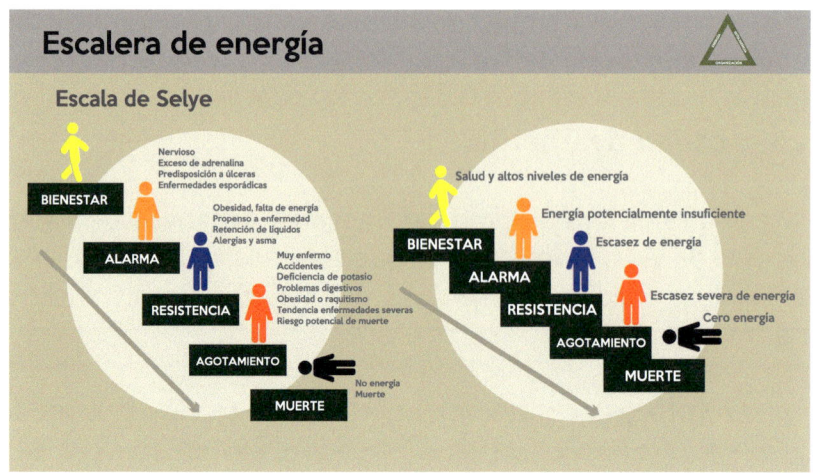

Gráfico 11. Tomado de *Systemics y la revolución de los adaptógenos,* del Ing. José Olalde.

Seguro que todos, en algún momento de nuestras vidas, estuvimos o estamos allí. Pero lo difícil en este "mundo moderno" es mantenernos ahí, por lo que constantemente estamos subiendo y bajando por esa escalera constantemente, tú lo has sentido. Ahora, si bajamos pero no podemos subir, vamos a entrar en un proceso degenerativo que nos va a llevar a transitar por estados de alarma, resistencia y agotamiento hasta llegar a la muerte en un corto o largo plazo y de manera prematura, de modo que debemos y podemos vivir más años con calidad de vida.

Supongamos que tenemos algunos impactos negativos de vida, como pueden ser una precaria situación financiera, alguna situación familiar, una relación tóxica o la pérdida de algún ser querido. Cada uno de ellos representa impactos emocionales. Podríamos también presentar impactos biológicos como enfermar por virus, bacterias, parásitos o biotoxinas (gluten, trigo, maíz, avena, cebada, centeno, lácteos vacunos), por ejemplo. Así mismo, podríamos sufrir algún impacto químico originado por metales pesados que recibimos en alguna vacuna, colorantes artificiales o glutamato monosódico (muy utilizado en la cadena de hamburguesas más grande del mundo). Podríamos también sufrir algún impacto físico causado por traumatismos o por las radiaciones de antenas de quinta generación, luz de las bombillas blancas que emiten luz azul, celulares y computadoras.

Si ese fuera el caso, ya no nos encontraríamos en el escalón del bienestar sino que habríamos bajado un peldaño de la escalera, ubicándonos en el escalón de alarma, caracterizado por energía potencialmente insuficiente. Allí podríamos experimentar, entre otros efectos, exceso de adrenalina, nerviosismo, predisposición a úlceras y enfermedades esporádicas.

Un ejemplo que ilustra bien este descenso en la escalera es el de una persona que se ha perdido en la jungla y que se encuentra de frente con algún depredador. En ese momento le subirá la adrenalina, se estresará ante un inminente ataque y usará toda la energía de la que dispone para sobrevivir, ya que tendrá que huir o pelear. En ese instante su sistema inmune se apagará, por lo que quedará expuesto a virus y bacterias.

Lo que va a ocurrir en ese escenario, al generarse un pico de adrenalina inducido por su sistema nervioso autónomo, es que la persona va a experimentar ciertos efectos: sus pupilas se van a dilatar ofreciéndole el efecto de visión de túnel; habrá una redistribución del flujo sanguíneo en su piel que lo hará ponerse pálido y sudoroso; su presión arterial aumentará; su sangre se redirigirá hacia sus músculos; y todo eso ocurrirá de manera automática, porque la inteligencia biológica sabe que para sobrevivir necesitará pelear o correr muy rápido.

Lo que idealmente debería ocurrir en este caso es que la persona se ponga a salvo, fuera del alcance del depredador, y que salga de la jungla para que pueda regresar a la condición de bienestar en la que se encontraba antes de llegar ahí. Esto significaría subir un peldaño en la escalera porque, al salir de la jungla, habrá resuelto la situación que le generó esa crisis.

Lamentablemente eso no siempre ocurre en la vida real. La mayoría de la gente tiende a huir de los impactos negativos en lugar de resolverlos con resiliencia. Esto implica que los impactos siguen estando allí, generando una crisis tras otra, lo que, a su vez, va generando agotamiento en la biología humana en lugar de recuperación. Es por eso que, en lugar de subir un peldaño en la escalera, ocurre con más frecuencia que bajen otro peldaño, colocándose así en el peldaño de resistencia.

El equivalente a entrar en el modo de resistencia en la escalera es entrenar para correr cien metros planos cuando en realidad vamos a correr un maratón de cuarenta kilómetros.

Cuando entramos en el escalón de resistencia la hormona que se eleva es el cortisol, conocida como la hormona del estrés (la mayor parte de la humanidad está literalmente intoxicada por cortisol). Vamos a empezar a experimentar más escasez de energía, así como las consecuencias derivadas de un estrés constante, como lo son obesidad, problemas para dormir, propensión a la enfermedad, retención de líquidos, estreñimiento, alergias y asma, entre otras consecuencias. Si continúan los desencadenantes sin resolverse, en esta etapa de resistencia hay un cambio de ritmo, porque ya no es posible ir a la misma velocidad en la que estábamos debido a que la energía se ve disminuida.

Todo esto nos va a llevar a bajar otro peldaño en la escalera de la energía para ubicarnos en el escalón del agotamiento fisiológico y es cuando decimos "ya no puedo más". Este nivel se caracteriza porque ya no hay cortisol y se pierde la comunicación entre las células, que se maneja a través de las hormonas por medio del sistema endocrino. Esto conlleva a un agotamiento severo. De hecho, hay una enfermedad llamada síndrome de fatiga crónica que mantiene a la persona en un estado perenne de agotamiento. Puede dormir todo lo que quiera, incluso por largos períodos de tiempo, pero siempre está cansado. También se le conoce como el Síndrome de *Burn Out*. En estos casos son sumamente efectivos los adaptógenos energocéuticos, los cuales veremos más adelante.

En el peldaño de agotamiento hay una escasez severa de energía, lo que conduce a padecer enfermedades graves, problemas digestivos, obesidad o raquitismo; a experimentar accidentes, e incluso a estar en riesgo potencial de muerte.

En este estado no se puede trabajar con eficacia porque el cuerpo ya no lo permite. No es posible pensar con claridad y mucho menos trabajar de manera eficiente. En este punto ya existe un riesgo potencial de muerte, que vendría a ser el último peldaño de la escalera en donde la energía es cero.

Un ser humano puede mantenerse en cada uno de los peldaños de esta escalera por muchos años. Y lo lamentable de esto es que nos vayamos acostumbrando a permanecer en esos estados en lugar de enfrentarlos para resolverlos y llevar al cuerpo a experimentar bienestar nuevamente. Este sería el síndrome general de adaptación al que se refiere Selye.

Lo curioso de esta situación es que todos los seres humanos tenemos el potencial, independientemente de nuestra raza, de nuestra nacionalidad y de cualquier otro parámetro, para vivir al menos 70 años de manera saludable. Y digo esto basado en una regla de la naturaleza que dicta que todos los mamíferos del planeta viven la edad de su capacidad reproductiva multiplicado por 10. Es decir, el hombre debería vivir al menos 120 años. Pero estamos lejos de esa cifra todavía.

CAPÍTULO

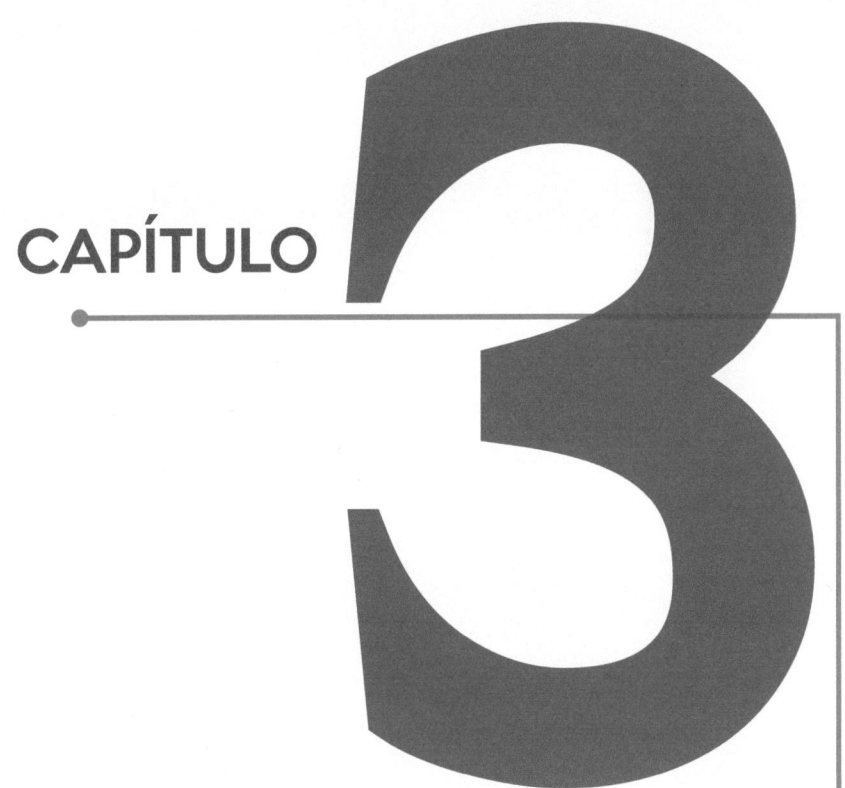

Salud y entropía

BIOLOGÍA: es la ciencia que estudia la vida.
BIOQUÍMICA: es la ciencia que estudia la composición y procesos químicos que se llevan a cabo en los seres vivos.
BIOFÍSICA: es la ciencia que estudia la composición y procesos físicos que se llevan a cabo en los seres vivos.

De esto último hablaremos a continuación.

Como ya sabes, el ser humano es un sistema viviente, una tríada que se manifiesta en una inteligencia biológica, ubicada en el cerebro, energía ubicada a nivel celular y una organización ubicada en su estructura orgánica. Cada uno de estos tres elementos trabajan de manera coordinada, sirviéndose entre ellos para lograr el objetivo común de la supervivencia, que también se puede traducir como salud o bienestar.

Así mismo, ya debes saber que la inteligencia biológica regula tu frecuencia cardíaca, la cual tiene que estar entre 60 y 90 pulsaciones por minuto; regula la cantidad de agua que queda en tu cuerpo sin importar la cantidad que ingieras; también regula tu frecuencia respiratoria, entre muchas otras funciones. Y hace todo eso aunque tú no seas consciente de ello.

Entropía es desorden; sintropía es orden

Se puede definir a la sintropía como la tendencia natural de que un sistema se modifique positivamente según su estructura, y se plasme en los niveles que poseen los subsistemas dentro del mismo. Es lo opuesto a la entropía. En el caso del cuerpo humano podemos verlo fácilmente. Alguien se hace una herida y esta sana, ya que la inteligencia biológica la detecta, se activa y usa energía para promover la cicatrización. De hecho, la IB SIEMPRE está reparando daños que ocurren en nuestro cuerpo internamente, aunque no los veamos.

La inteligencia biológica viene a ser la cara del triángulo por la cual comienza la mayoría de las enfermedades. Sin embargo, ya sea que se encuentre impactada o no, la inteligencia biológica siempre va decayendo a partir de los 40 años de edad y esto es la causa de lo que llamamos envejecimiento. Debido a esto, en general, es que vemos cómo en la medida que pasan los años enfermamos con más frecuencia sobre todo si hemos tenido hábitos inadecuados de vida. Y ya sabes que, si una de las caras del triángulo cae, caen todas las caras. Cae la energía y cae el orden u organización.

Esto lo explica la segunda ley de la termodinámica, cuyo principio establece que "un sistema naturalmente tiende a ir de un estado de alta energía y orden, a uno de baja energía y desorden". Y lo mismo ocurre con los sistemas vivientes cuya entropía interna, entendida como caos o desorden, tiende a aumentar con el paso del tiempo, pasando de un estado saludable, con gran cantidad de energía disponible (observa a los niños) y de orden fisiológico, a otro de menor energía y de desorden fisiológico (observa a la gente mayor).

*Desde el punto de vista de la termodinámica, la **entropía** es una medida de **desorden o caos**.*

Cuando ves a un niño pequeño de 3, 4 o 5 años, este se encuentra lleno de energía y orden fisiológico. Pero si seguimos la trayectoria de ese mismo niño notaremos que a sus 90 años ya no tendrá ni la misma energía, ni el mismo orden fisiológico. Esto es ley de vida y además muy obvio si observas a tu alrededor.

Eso mismo ocurre con todo cuanto existe. Cuando, por ejemplo, sales de vacaciones por seis semanas, al regresar a tu casa encontrarás polvo esparcido por todas partes, a pesar de que la hayas limpiado cuidadosamente antes de irte y de que no haya habido nadie en ella por ese tiempo. Esto evidencia que todo sistema tiende a ir de un estado de alta energía y orden a uno de baja energía y desorden.

Eso explica por qué, en la medida que van pasando los años, los seres humanos nos vamos haciendo cada vez más vulnerables a las enfermedades. Esto ocurre porque, a mayor edad, hay más desorden (entropía) interno del cuerpo y somos más vulnerables a padecer enfermedades y, en consecuencia, tenemos menos salud. Sin embargo, las enfermedades crónicas en la actualidad son mucho más comunes a partir de los 30 años debido a las costumbres de la sociedad "moderna", lo que representa un umbral de edad demasiado bajo que nos sirve de referencia para entender cómo se viene degradando la salud progresivamente.

Es lamentable ver que hay cada vez más gente joven padeciendo enfermedades crónicas de la que había hace 40 años. Obviamente las personas tienen su gran cuota de responsabilidad en esto. Nadie te obliga a comer alimentos chatarra, azúcar, dulces, trigo, cebada, centeno ni tomar leche de vaca. Nadie nos obliga a ser sedentarios, a tomar bebidas con colorantes artificiales, a acostarte tarde y romper el ciclo sueño-vigilia (ciclo circadiano), ni a estar viendo el teléfono por horas. Nadie impide meditar, contemplar y respirar conscientemente; nadie te obliga a mantener relaciones tóxicas y, de ser necesario, puedes buscar ayuda. Estamos en la era de la información y la ignorancia es una elección. Incluso sabiendo qué hacer en muchísimas oportunidades, no lo hacemos por falta de fuerza de voluntad, templanza. Es un tema de conciencia, de responsabilidad personal, autocuidado y autoestima; también una señal de amor propio. Todo lo anteriormente descrito es entropía externa, son las circunstancias que han sido generadas en tu vida. No culpes a nadie, asume tu responsabilidad sin echar culpas a nadie y cuídate, actúa en consecuencia. Estos factores y otros más ponen en riesgo tu salud y por ende tu vida. Contacta la naturaleza con frecuencia, a ella pertenecemos.

Aprovecho este espacio para hacerte saber que, cuando tomas adaptógenos, estos conforman una barrera, un escudo que te protege de estos impactos negativos que son sintropía (orden externo).

Ahora bien, todas las enfermedades, por definición, son resultantes de una **entropía** mayor a la normal. Por lo tanto, para recuperar la salud, la entropía debe ser disminuida aportándole al sistema **sintropía** desde afuera para reducirla.

Según el físico Erwin Schrödinger la enfermedad puede ser explicada por los cambios generales de **entropía** en un sistema abierto, como lo es el sistema viviente, los cuales consisten en variaciones de entropía interna e intercambio de variaciones de entropía con el medio ambiente.

**Entropía total = Entropía interna + Entropía externa
o del medio ambiente**

Traducido a palabras sencillas, esto quiere decir que hay un valor de variación de entropía (S) total que es el resultado de la suma de la variación de la entropía interna y de la variación de la entropía externa, y que ese valor es indicativo de salud versus enfermedad.

Si tomamos a un niño que tiene una variación de **entropía** interna muy baja, como es siempre, y lo ponemos en una urbanización muy pobre, con un padre que lo agrede, con una madre que también lo maltrata, que no lo alimenta y que no le permite estudiar, ese niño va a tener un valor de variación de entropía externa bastante alto, producido por su ambiente, y tendrá un alto riesgo de enfermar.

Ahora, si ponemos a un ancianito de 90 años, que tiene un valor de variación de entropía interna mucho más alta que la del niño, a vivir en Acapulco, en el campo o en una región montañosa, es decir, en un lugar de gran paz, rodeado de naturaleza, llevando una vida muy tranquila, tendrá una entropía del medio ambiente mucho menor que la del niño. Pero ¿cuál de los dos tendría mayor posibilidad de enfermarse? El niño, a pesar de ser niño. Y ahí está el problema.

La entropía interna no la podemos cambiar porque es algo inherente a la inteligencia biológica, pero la entropía externa sí. Y ahí es donde los adaptógenos tienen un papel protagónico, porque epigenéticamente afectan positivamente y con gran fuerza y efectividad a la entropía externa. Es decir, protegen y regulan.

La termodinámica (una rama de la biofísica) define entropía (desorden o enfermedad) en un sistema inteligente como una deficiencia de energía y/o información; por lo tanto, la entropía es inversamente proporcional a la disponibilidad de energía e información y, al contrario, mientras más inteligencia y reserva funcional de energía, menor entropía (orden o salud).

Por ejemplo, si tomas a una persona cansada, que tiene cinco días que no duerme, lo metes dentro de una biblioteca con los mejores libros que existen sobre un tema específico y le pides que investigue al respecto, no va a poder hacerlo porque tiene una alta entropía (deficiencia de energía, está agotado). Puede ser muy inteligente, pero sin energía no podrá asimilar coherentemente toda la información que tiene disponible. Cuando estamos cansados o agotados no podemos interactuar con el entorno de manera inteligente.

Todos hemos dicho en algún momento que se nos pide algo: "es que estoy cansado". "No entiendo qué está pasando". Gran incertidumbre. ¿Cómo se resuelve? ¡Con información!

De acuerdo a Shannon, padre de la teoría informacional, la información siempre es una medida de disminución de la incertidumbre en una máquina molecular y el cuerpo humano es una máquina biológica molecular, lo que es aplicable a todos los ámbitos de nuestra vida. Por ejemplo, ¿cómo se elimina la incertidumbre al tomar una decisión? Pues con información. ¿No sabes qué hacer con este goteo que hay en el grifo? ¡Llama un plomero y busca la información!

La enfermedad puede ser definida como un estado de desorganización, entropía orgánica elevada, que se corresponde con un bajo estado energético e informacional del sistema. Esto implica que toda persona que tiene una enfermedad tiene bajos niveles de energía y bajos niveles de información; esta última depende directamente y siempre de la inteligencia biológica.

En consecuencia, si se pretende reducir el estado de la enfermedad, se debe aportar sintropía u orden a través de adaptógenos, de nutrición y de cualquier otro método que estimule la producción de energía y provea información vital de supervivencia, vida y salud a los sistemas celular, inmune y neuroendocrino. Esto es, por ley, indispensable.

La entropía, la incertidumbre, el caos siempre están presentes y es la inteligencia de un sistema viviente la responsable de afrontarla y resolverla. Ahora, hay una definición muy básica de inteligencia que dice que es la capacidad de resolver problemas y está bien. Pero una definición más precisa sería que la inteligencia es la manera en la cual la vida afronta la entropía, el caos, el desorden, de acuerdo con la cantidad de información que tiene y recibe para hacerlo y lograrlo.

Si yo, por ejemplo, llegara a mi casa y me encontrara con un conflicto que tuviera que resolver, tendría que actuar con inteligencia en lugar de hacerlo de manera reactiva y emocional. Es decir, debería buscar la manera de entender qué es lo que está ocurriendo para ayudar a resolver el conflicto. Y, mientras más información reciba de parte de los involucrados, mejores resultados obtendré. Eso sería actuar con inteligencia. Lo mismo ocurre en el cuerpo. A mayor información recibida, con mayor facilidad se resolverá la incertidumbre, el conflicto, el caos, la entropía, la enfermedad, etc.

La inteligencia también puede ser definida como una entidad informacional, sinérgica, capaz de aprender, ejercer control, emitir y recibir comunicación, manejar flujos de energía, establecer mecanismos de biorretroalimentación y crear organización de supervivencia, orden, salud

Y quiero hacer énfasis en "información correcta" porque, si en mi casa se iniciara un incendio y alguien me pidiera que le rociara combustible para apagarlo, esa persona me estaría dando una información, pero sería incorrecta. El problema obviamente empeoraría.

Por definición, solo un sistema inteligente puede procesar información y energía para reducir la entropía. Un cambio en la entropía producirá un cambio en la disponibilidad de la información y, por lo tanto, un cambio en la inteligencia y organización del sistema biológico. Si suben los niveles de entropía bajan los niveles de energía e información. Cuando baja la entropía aumentan los niveles de inteligencia, energía y organización. Esto es precisamente lo que hacen los adaptógenos: bajar la entropía, el desorden y, por ende, sanar las enfermedades. ¿Cómo? Aumentando los niveles de inteligencia biológica, reserva funcional de energía y orden biológico, en definitiva haciendo que el cuerpo se restaure y sane.

Cualquier entidad que pueda intercambiar flujos de información puede generar entropía. Por lo tanto, el flujo informacional podrá cambiar la entropía y el cambio en la entropía cambiará la inteligencia. Pero, también, un cambio en la inteligencia podrá cambiar la entropía y, en consecuencia, cambiar el flujo informacional.

La medicina ideal

En mi práctica, he aprendido a diferenciar a la inteligencia espiritual, que asocio con la mente y las emociones, de la inteligencia biológica, de la inteligencia del cuerpo, aunque ambas coexistan en un individuo y tengan una interacción muy estrecha.

Para que tengas una idea de lo que hablo, una consecuencia de suprimir la inteligencia espiritual podría ser la confusión mental, que puede actuar como un disparador que afecte negativamente a la inteligencia biológica. Se conoce este fenómeno como *trigger*, gatillo o detonante.

Así tenemos entonces que la mayoría de las enfermedades se originan por un colapso en la inteligencia, ya sea esta espiritual o biológica. Pero, cualquiera sea el caso, una puede afectar a la otra debido a la estrecha conexión que existe entre ellas. Por eso es importante determinar cuál es el origen o la fuente de esos colapsos. Ese es el fundamento de una nueva rama de la ciencia llamada psiconeuroendocrinoinmunología (psique =

mente; neuro = sistema nervioso central; endocrino = sistema hormonal; inmunológico = sistema de defensas). Todos están conectados. También se utiliza el término enfermedad psico-somática (psique = mente; soma = cuerpo).

Para que entiendas mejor de qué se trata esta ciencia, quiero que te imagines esta escena (concéntrate y hazlo con calma): imagina con los ojos cerrados que cortas un limón ju-goso con un cuchillo; se derrama el jugo del limón sobre tus manos; ahora tomas la mitad del limón y lo exprimes en tu boca. Aunque esto sea tan solo una visualización, puedo anti-cipar que imaginar esa escena te ha causado un incremento de tu salivación en algún nivel.

Esto ocurre porque tus glándulas salivales se activaron como consecuencia de tus pensamientos sobre colocar jugo de limón en tu boca. Todos hemos escuchado a alguien decir: "De tan solo pensarlo, se me hace agua la boca". Y es justa-mente de eso que trata la psiconeuroendocrinoinmunología, de estudiar la relación que existe entre la psique (mente), el sistema nervioso y el sistema glandular.

Ahora bien, una regla de oro en la fitoterapia sistémica (uso de adaptógenos en el tratamiento de enfermedades crónicas y degenerativas) es que toda fórmula terapéutica (todo trata-miento) debe proveer sintropía, orden al sistema (en este caso el cuerpo humano) a través del intercambio de información po-sitiva del médico en la relación con el paciente, ya que esto redu-ce el estado de alta entropía mental del mismo, su preocupación y ansiedad por su estado de salud. La relación médico paciente debe ser calmada, amorosa, compasiva, comprensiva.

Cuando hablo de información positiva en la relación con el paciente me refiero a que exista empatía de parte del médico. Que este manifieste una intención sincera de ayudarlo a sanar y que actúe en consecuencia. Esa actitud de parte del médico puede reducir el estado de alta entropía mental del paciente con una enfermedad crónica para facilitarle su curación. Todos sabemos que a las personas les da miedo ir al médico en muchísimas oportunidades. Esto es debido a la poca empatía por parte del médico. Si, por el contrario, el médico establece una relación de amistad, que contenga amor y confianza, ese obstáculo se elimina y habrá una confianza total. Esto es lo que se llama una buena relación médico paciente, cosa que no abunda en estos momentos de la historia.

Durante mis 35 años como médico, al dar consultas, he tratado a mis pacientes con cariño, escuchándolos, haciéndolos protagonistas de la consulta, inclusive haciéndoles un cariñito por la espalda, o dispensándoles palabras amables de manera genuina y honesta. Estas pequeñas acciones les suben el ánimo. Solía decirles cosas como "no se preocupe, señora, que usted va a estar bien". Y, muchas de ellas, reaccionaban positivamente, saliendo de la consulta mejor que como habían entrado a nivel anímico. Esto era algo que yo hacía con todo el cariño del mundo, de manera auténtica, porque me nacía hacerlo, y me daba muy buenos resultados.

Es por eso que considero que un médico, así como un terapeuta, debe tener amor hacia sus pacientes y una gran vocación hacia lo que hace. Un amor que debe ser manifestado como empatía. Cualquier persona que tenga la intención de sanar a alguien debe tener amor en su corazón, así como un genuino deseo de servir y de ayudar a los demás. Solo así podría bajar la entropía mental de sus pacientes para ayudarlos a recuperar su salud. Lamentablemente, hoy en día la gran mayoría de quienes ejercen esta noble profesión se han vuelto, por decir lo menos, fríos y distantes hacia sus pacientes.

No obstante, la sintropía mental aporta, pero no es suficiente para lograr la curación del paciente. Adicionalmente, toda fórmula terapéutica debe proveer sintropía a través de la prescripción de adaptógenos y de cualquier otro tratamiento que incremente inteligencia, energía y orden. La meditación, la oración, el yoga y el ejercicio físico, el ayuno intermitente, exponerse al sol, entre otras, son prácticas que ayudan a mejorar la energía, el orden y la inteligencia en el cuerpo, pero no de la manera que lo hacen los adaptógenos. Su uso es indispensable. Insisto en este punto: al paciente hay que brindarle TODO lo que necesita para sanar y esto no es precisamente un fármaco para tapar los síntomas como nos enseñan en las universidades. Resumiendo, todo lo que sume vale.

Cualquier sustancia, método terapéutico o tratamiento que aumente la ENERGÍA, aporte INFORMACIÓN a la inteligencia o genere ORGANIZACIÓN sin efectos secundarios es un **adaptógeno***.*

Ahora bien, al considerar a los adaptógenos como medicina, es necesario mencionar el término principio activo, que es bien conocido en la industria farmacéutica. Y voy a usar como ejemplo un fármaco conocido como ibuprofeno (Advil), que es un medicamento de uso común en muchos países.

El ibuprofeno es principalmente un analgésico, antiinflamatorio, ya que bloquea una sustancia que genera ciclooxigenasa 2, la cual es inflamatoria. Te estoy escribiendo acerca de farmacología y ese, por supuesto, no es el propósito de este libro, pero es muy pertinente poner el ejemplo. Por lo tanto, este medicamento pretende servir como antiinflamatorio, aunque no sea esa su única función. Sin embargo, el principio activo te dice cuál es el ingrediente principal de la fórmula, así como también te dice qué es lo que va a corregir. Exactamente hoy en día se conocen los principios activos de los adaptógenos y sus mecanismos de acción. No es magia, es ciencia.

Un **principio activo** *es el conjunto de moléculas principales que contiene un medicamento o adaptógeno, el cual ejerce*

*un efecto en el funcionamiento del cuerpo humano y es el
responsable de causar el efecto deseado en los pacientes
para quienes es indicado.*

En la fitoterapia sistémica (tratamiento con plantas adaptogénicas) los múltiples principios activos que contienen los adaptógenos son todos favorables para la curación de enfermedades. Desde el punto de vista biofísico su principio activo está compuesto por energía e información, y su mecanismo de acción es la **sintropía**. Esto genera una tendencia inmediata a la curación y reorganización del sistema viviente que es y que nace en el interior de la persona, a través de adaptógenos, nutrición, orientación psicológica, espiritual, emocional o cualquier otro mecanismo adaptogénico que se decida utilizar (yoga, ejercicio físico).

Todo esto nos lleva a concluir que la medicina ideal, ya sea natural o sintética, debe tener la capacidad de incrementar la inteligencia (**I**), la energía (**E**) y el orden (**O**) en el cuerpo humano enfermo, proveyendo o incrementando flujos de información y promoviendo la organización y restauración del sistema enfermo.

Los conocidos efectos secundarios de los fármacos son claros ejemplos de entropía positiva (desorden orgánico). Uno de los casos más evidentes es el de los fármacos utilizados en la quimioterapia, cuyos efectos secundarios son de los más fuertes que existen. Quien haya conocido a alguien con cáncer en tratamiento exclusivamente con quimioterapia y radioterapia sabe muy bien a qué me refiero y de hecho no en pocas oportunidades el paciente con cáncer fallece por esto. ¿Conoces a alguien que se haría quimioterapia preventiva? Seguramente no. ¿Y por qué? Obviamente por los severos efectos secundarios.

No es mi intención hacer de este libro algo demasiado técnico, pero sí me gustaría compartir contigo una gráfica con la estadística por patología, la cual muestra el porcentaje de mejoría clínica que han mostrado los pacientes a los que se les han aplicado tratamientos con medicina sistémica. Es decir, los pacientes con estas diferentes patologías, recibiendo los protocolos con adaptógenos, mejoraron en estos porcentajes. Abajo verás el nombre de la enfermedad y la barra indica el porcentaje de mejoría al tratarse exclusivamente con adaptógenos.

Estos números fueron la conclusión de estudios clínicos realizados en mil pacientes, cada uno. Sus resultados son asombrosos.

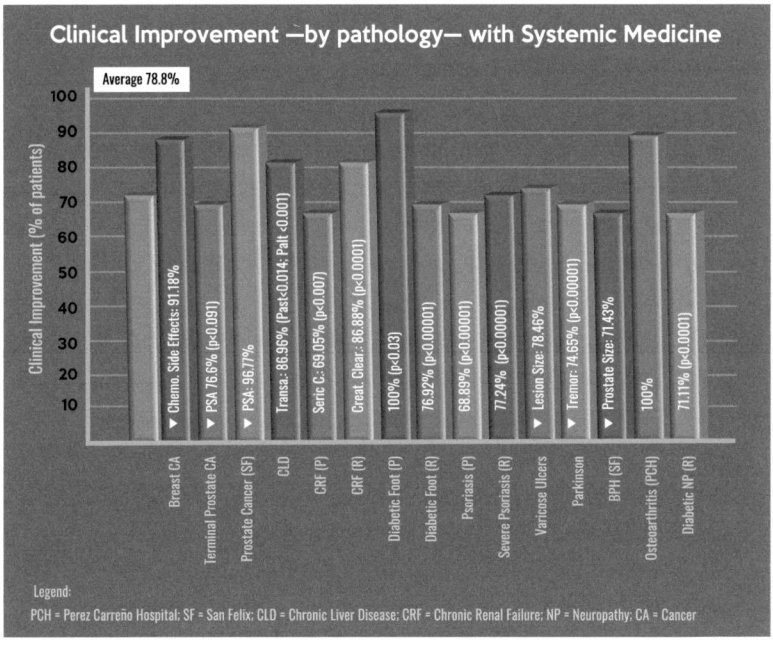

Gráfco 12. Tomado de la revista *eCAM* (*Evidence-Based Complementary and Alternative Medicine*). Son resultados de estudios llevados a cabo en el 2007 en los Centros Médicos Adaptógenos, Venezuela.

A continuación les resumo la gráfica con las conclusiones de 15 estudios clínicos publicados:

1. En promedio, en los 15 estudios hay un 78.8% de mejoría clínica de las enfermedades tratadas.
2. En cáncer de mama, 91.18% de mejoría clínica.

3. En cáncer de próstata terminal metastásico, 76.6% de mejoría.
4. En cáncer de próstata localizado en la glándula no metastásico, 96.77% de mejoría.
5. En cirrosis hepática, 86.96% de mejoría clínica.
6. En insuficiencia renal crónica terminal (prospectivo), 69.05% de mejoría.
7. En insuficiencia renal crónica (retrospectivo), 86.88% de mejoría.
8. En pie del diabético para amputar (se evitó la amputación), 100% de los casos.
9. En pie diabético (retrospectivo), 76.92% de los pacientes no fueron amputados.
10. En psoriasis, 68.89% de los casos resueltos.
11. En psoriasis severa, 77.24% de los casos resueltos.
12. En úlceras varicosas, 78.46% de los casos resueltos.
13. En enfermedad de Parkinson, 74.45% de los casos resueltos.
14. En hiperplasia prostática (crecimiento prostático benigno), 71.43% resueltos.
15. En osteoartritis, 100% de los casos resueltos.
16. En neuropatía diabética, 71.11% de los casos resueltos.

Estos resultados son imposibles de alcanzar con medicina convencional.

Por ejemplo, recuerdo un caso de una señora que presentaba cirrosis hepática (una enfermedad considerada incurable) y que fue tratada con adaptógenos. Los médicos que la estaban tratando no podían creer que se había curado, ya que una cirrosis hepática no se puede curar con medicina tradicional. Así mismo nos ha ocurrido con muchísimos pacientes. Incluso, ante la duda, le hicieron una nueva biopsia que salió negativa; su hígado estaba perfecto. ¡No lo podían creer! Es debido a casos como este que afirmo con absoluta responsabilidad que, con el uso de adaptógenos, se obtienen resultados imposibles de alcanzar con el uso exclusivo de fármacos sintéticos. Aunque bien pueden ser utilizados en conjunto sin ningún problema, esto debe quedar muy claro. Por otra parte, con los adaptógenos no se tratan emergencias ni enfermedades congénitas; se tratan enfermedades crónicas y degenerativas.

Otro ejemplo que vale la pena mencionar es el de la diabetes, que es la primera causa de ceguera, de neuropatías, de problemas coronarios y de diálisis por insuficiencia renal en el mundo. Cada 30 segundos se amputa un pie diabético alrededor del mundo.

Estando en Venezuela, decidimos hacer dos estudios: uno prospectivo, en el que tomamos un grupo de personas que eran candidatos a ser diabéticos y los tratamos; y el otro, retrospectivo, en el que tomamos a otro grupo de pacientes que ya habían sido diagnosticados con pie diabético y que ya tenían indicación de amputación.

En el estudio retrospectivo, logramos evitar el 100% de las amputaciones. Estos estudios están en la gráfica previa. Debo agregar que estos estudios están publicados en una revista científica respaldada por la universidad de Oxford: *eCAM* (*Evidence-Based Complementary and Alternative Medicine*), en español *Medicina complementaria y alternativa basada en la evidencia*.

El valor de ese esfuerzo solo puede ser apreciado en toda su magnitud por aquellas personas que ya daban por perdidas sus piernas. Uno de los pacientes del estudio (de varios que tuve la oportunidad de tratar), a quien ya le habían amputado tres dedos de un pie, entró en el consultorio y, la última vez que lo vi, no pudo ocultar su alegría. Me dijo: "Hasta estoy jugando fútbol otra vez".

Claro, en este caso específico, él llegó a perder sus dedos aunque se estaba tratando la enfermedad y estaba siguiendo su tratamiento convencional. Entonces, cuando entró en el estudio, le expliqué que no se trataba solo de perder el pie, sino hasta la vida, porque no era una arteria, sino todas ellas las que estaban obstruidas. Así que siguió todas nuestras instrucciones y recomendaciones. ¿Cuánto crees que vale eso para alguien?

Energía e información son los principios activos de la vida, mientras que la entropía negativa es el mecanismo de acción resultante.

Debido a que el común denominador de toda curación es la **entropía negativa** (recuperar el orden), se requiere un cambio de paradigma en la manera de pensar del médico, de la ciencia médica, en el enfoque de la enfermedad y en la terapéutica, que es algo que la fitoterapia sistémica hace.

La teoría sistémica es incluyente y comprende la totalidad de la práctica médica debido a que sus axiomas y leyes son inherentes a la vida misma. Además, abre caminos para el desarrollo de nuevas terapéuticas futuras.

La medicina integrativa, holística y antienvejecimiento no cuestiona la precisión de los modelos diagnósticos desarrollados por la medicina occidental. Lo que sí cuestiona es el uso de muchas drogas dañinas con múltiples efectos secundarios en el tratamiento, que lleva, en muchísimas oportunidades, a que el remedio sea peor que la enfermedad. Me permito enfáticamente recordarles que, aunque no está a la vista, la yatrogenia (efectos secundarios y procedimientos inadecuados llevados a cabo por médicos) son la tercera causa de muerte en el mundo. Esto indica obviamente que algo no anda bien.

Es por esa razón que nos hemos dedicado a desarrollar, a través de los adaptógenos, una nueva terapéutica, efectiva, más humana y libre de efectos secundarios; una metodología médica que no es invasiva y que busca ayudar a los pacientes a recuperar el equilibrio de su fisiología. Para alcanzar ese objetivo, existen algunas reglas de oro que te voy a explicar a continuación.

Las reglas de oro de la fitoterapia sistémica

Existe un conjunto de reglas en la medicina sistémica que son consideradas básicas y que se conocen como las reglas de oro de la terapéutica sistémica, que expongo a continuación.

Regla de oro #1

Toda fórmula terapéutica debe contener:

a) **Adaptógenos energizantes** o **energocéuticos**, que aportan el combustible de la vida. Se les llama también energocéuticos porque incrementan la síntesis de energía. Estos actúan sobre el combustible de la vida, que es la molécula **adenosín trifosfato (ATP)**, la cual se produce en las mitocondrias de cada una de las células del ser humano. Sin energía no hay vida. Sin energía no hay salud.

b) **Adaptógenos secundarios**, responsables de corregir la patología o enfermedad específica. Estos actúan dándole información a la inteligencia biológica y sobre la organización biológica de los órganos afectados.

Como no puede haber salud sin energía, el **adaptógeno energizante** aporta el combustible necesario para potenciar el efecto terapéutico del **adaptógeno secundario**.

El **adaptógeno energizante** incrementa el nivel de energía del paciente en los casos donde el paciente presenta una enfermedad degenerativa crónica (enfermedades que empeoran a lo largo del tiempo y que se mantienen por períodos prolongados de tiempo). Al hacerlo, induce el nivel óptimo de hormonas glucocorticoides, indispensable para lograr la regeneración endocrina o neurogénesis, restaurando el eje hipotálamo-hipófisis-suprarrenal gónadas, el cual siempre está afectado en una persona enferma.

Para cada órgano hay un adaptógeno específico que le corresponde. Pero, en cada caso, ese adaptógeno tiene que ser combinado con otro que provea energía.

Regla de oro #2

Esta regla se refiere a la naturaleza de la enfermedad, que se determina de acuerdo con el primer lado afectado de cualquiera de los dos triángulos: triángulo de la inteligencia biológica (I-inmune, I-bioquímica e I-celular) o triángulo de la salud (energía, inteligencia y organización).

Regla de oro #3

La solución de la enfermedad exige que se trate el primer lado afectado, en el cual se originó la enfermedad.

Regla de oro #4

Es vital incluir siempre, al menos, un adaptógeno que fortalezca la inteligencia biológica, pues de allí se origina la mayor parte de las enfermedades.

Estas cuatro reglas son de uso obligatorio para cualquier médico que se dedique a la noble tarea de ayudar a sus pacientes a recuperar su bienestar a través de los adaptógenos. O para cualquier persona que desee utilizarlos.

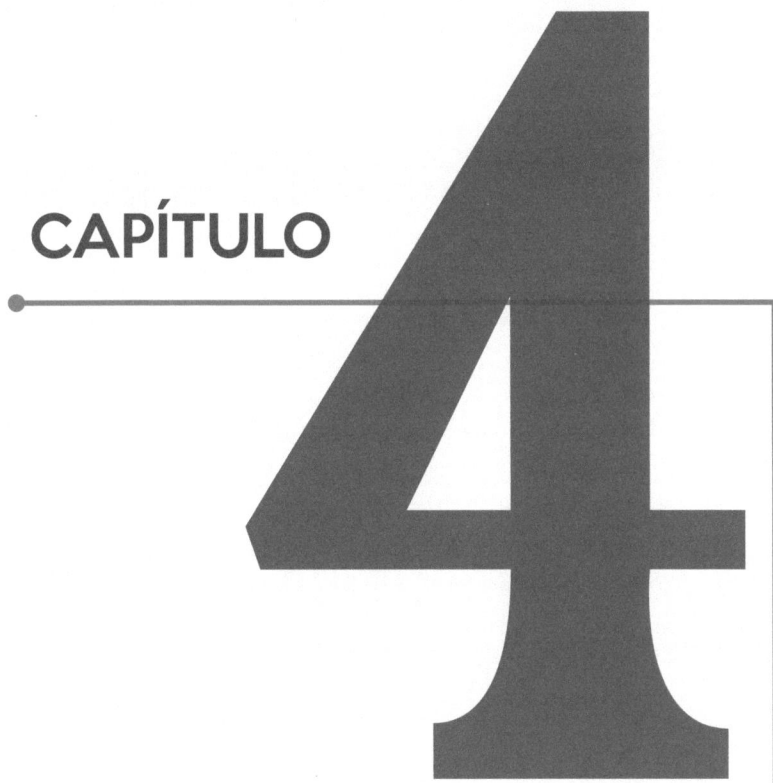

CAPÍTULO

4

Adaptógenos

Clasificación de los adaptógenos

ENERGÍA	INTELIGENCIA	ORGANIZACIÓN
LEUZEA CARTHAMOIDES	ASTRAGALUS MEMBRANACEUS	PALO DE ARCO
RHODIOLA ROSEA	ECHINACEA	CARTÍLAGO DE TIBURÓN
MACA	NONI	ÑAME SALVAJE O SILVESTRE
SCHIZANDRA CHINENSIS	REISHI	DONG QUAI
GINSENG SIBERIANO	MAITAKE	PYGEUM AFRICANUM
GINSENG KOREANO	SHIITAKE	SAW PALMETTO
SUMA	CORDYCEPS	CENTELLA ASIATICA (GOTU KOLA)
GINSENG AMERICANO	VITEX AGNUS CASTUS	ZARZAPARRILLA
YERBA MATE	ANAMU	HIERBA DEL SAPO
ASHWAGANDHA	SUTHERLANDIA	BACOPA MUNIERI
	CHAGA	RUSCUS ACULEATUS
	UÑA DE GATO	GINKGO BILOBA
		CASTAÑO DE INDIAS
		CARDO MARIANO
		CÚRCUMA LONGA
		TRIBULUS TERRESTRIS
		SELLO DE ORO
		UÑA DEL DIABLO (HARPAGOPHYTUM PROCUMBENS)
		ARÁNDANO NEGRO
		ESPINO BLANCO

Ya sabes que un adaptógeno puede ser "cualquier sustancia, método terapéutico o tratamiento que aumente la ENERGÍA, aporte INFORMACIÓN a la inteligencia o genere ORGANIZACIÓN sin efectos secundarios". Pero, como este libro trata específicamente de los adaptógenos derivados de las plantas, en este capítulo te voy a presentar algunos de esos adaptógenos. Estos adaptógenos potencian la inteligencia, la energía y la organización de la biología humana.

La inteligencia biológica es capaz de manejar información, por lo que nosotros, a través de los adaptógenos, les proporcionamos información para elevar cada uno de los lados del triángulo de la salud, que es algo que no pueden hacer los fármacos sintéticos.

Los adaptógenos más efectivos

Como ya expliqué en el capítulo I, los adaptógenos hacen su aparición en la historia moderna gracias a los estudios realizados en la antigua Unión Soviética, donde terminaron por "redescubrir" cuatro plantas de las cuales ya se tenían registros en la historia antigua de Asia. Así que voy a empezar por explicarte cada uno de estos cuatro adaptógenos.

LEUZEA CARTHAMOIDES (raíz del maral)

Hace ya varios siglos, en una inaccesible región montañosa de Siberia llamada Altai, los médicos primitivos descubrieron una raíz que aumentaba la longevidad y la energía, a la que llamaron "raíz del maral".

Con base en sus observaciones, comenzaron a suministrársela a la escasa población de la región, quienes fueron elevando su promedio de vida a 100 años. Un poco más tarde, fue empleada para contrarrestar el agotamiento físico, así como enfermedades diversas. Sin embargo, pocas personas sabían dónde se encontraba la planta, ya que su ubicación fue mantenida en secreto.

En 1942, durante la Segunda Guerra Mundial, se enviaron expediciones con investigadores y científicos soviéticos, quienes encontraron la planta. Es en este momento cuando comienzan los descubrimientos científicos de la actualidad. Una vez descubiertas y estudiadas sus propiedades, se le comenzó a dar a los soldados del ejército soviético.

A partir de ahí, como mencioné en el primer capítulo, su uso y aplicación fueron considerados un secreto militar, hasta que científicos soviéticos empezaron a migrar a Occidente, llevando consigo los secretos de esta planta, dando así a conocer las propiedades de este adaptógeno a todo el mundo.

Distribución y hábitat

Es una especie nativa de China, Kazajistán, Siberia y Mongolia. Crece en praderas y pastizales entre 2,000 y 2,700 m de altitud.

Propiedades terapéuticas

- Induce la síntesis proteica. Es decir, induce la fabricación de proteínas en el cuerpo: músculos, colágeno, tendones, etc.
- Activa la síntesis de energía a nivel celular (ATP).
- Activa la síntesis de GABA, que es un neurotransmisor necesario para tener un sueño reparador.
- Tiene un efecto antioxidante.
- Se usa en la prevención y tratamiento de la anemia, ya que incrementa la producción de glóbulos rojos en la médula ósea.
- Mejora la circulación sanguínea muscular y cerebral.
- Fortalece el sistema inmune.
- Mejora la contracción del corazón y disminuye las arritmias.

- Mejora la función del sistema nervioso.
- Aumenta la testosterona, libido y espermatogénesis, que es la producción de espermatozoides.
- Aumenta la fuerza muscular y la recuperación muscular luego del ejercicio.

Dosis sugerida

La dosis sugerida es de tres a seis cápsulas de 500 mg, 2 cápsulas 3 veces al día.

RHODIOLA ROSEA (raíz ártica)

Esta es una planta que se distribuye ampliamente en grandes alturas del Ártico y en regiones montañosas de Europa y Asia. Esta planta ha sido ampliamente estudiada en Rusia y Escandinavia durante los últimos 60 años.

Esta planta es conocida por muchos otros nombres, como raíz ártica, raíz dorada, rosa orpina, raíz de rosa, hierba rosa y raíz dorada de Siberia. La raíz y el tallo subterráneo (rizoma) de esta planta se utilizan en las prácticas de medicina tradicional del norte y el este de Europa y en algunas partes de Asia.

Distribución y hábitat

Esta planta crece en las regiones frías del hemisferio norte. Estas comprenden el litoral del Ártico y de los países adyacentes, así como el piso alpino de las montañas más elevadas, como el Himalaya, las Montañas Rocosas, los Alpes, Pirineos y Cárpatos.

Propiedades terapéuticas

- Este es un adaptógeno energizante, que aumenta la resistencia de la persona para sobrellevar el estrés. Disminuye el cansancio.

- Protege el sistema cardiovascular.
- Disminuye los niveles de grasa en la sangre.
- Es un anticancerígeno y potencia el sistema inmune (sistema de defensas).
- Protege y regenera el hígado.
- Aumenta la capacidad para el ejercicio físico.
- Tiene efecto antidepresivo.
- Tiene un efecto relajante.

Dosis sugerida

La dosis sugerida es de 2 cápsulas de 500 mg, de 2 a 3 veces al día.

SCHIZANDRA CHINENSIS

Popularmente conocida como magnolia china, tiene una larga y reconocida historia en la medicina tradicional china. Sin embargo, sus estudios científicos comenzaron en la ex Unión Soviética a principios de los años 70, donde se demostró que los frutos de *schizandra* disminuían las transaminasas hepáticas. Estudios recientes han demostrado que *schizandra* actúa con gran efectividad en problemas hepáticos.

Distribución y hábitat

Es una planta medicinal endémica del noreste de China, sureste de Rusia y Corea.

Propiedades terapéuticas

- Es un energizante natural. Reduce la fatiga y aumenta la resistencia al ejercicio.
- Mejora las funciones cerebrales, así como la capacidad de concentración.
- Es también un oxigenante. Aumenta el aporte de oxíge-

no a músculos, cerebro e hígado durante el ejercicio.
- Regula el funcionamiento del sistema inmunológico.
- Es un antioxidante.
- Inhibe lesiones premalignas en hígado y piel.
- Mejora la visión nocturna.
- Funciona como un antiarrítmico cardíaco, que regula la presión arterial.
- Protege y regenera el hígado.
- Protege al hígado de agentes dañinos tales como fármacos, quimioterapia, toxinas.

Dosis sugerida

La dosis sugerida es de 2 cápsulas de 500 mg, de 2 a 3 veces al día.

ELEUTHEROCOCUS SENTICOSUS
(*ginseng* siberiano)

Este adaptógeno es un arbusto relacionado con el *ginseng* asiático (*Panax ginseng*), del cual hablaremos más adelante. Se conoce en la medicina china y es utilizado desde hace más de 2,000 años. Sin embargo, sus propiedades adaptogénicas fueron descubiertas y estudiadas por el doctor Isaac Brekhman el siglo pasado.

Estos estudios demostraron por qué es uno de los principales adaptógenos primarios, ya que contribuye a la adaptación de los agentes estresores. Les fue suministrado de manera sistemática a los astronautas soviéticos, que permanecían aislados por largos períodos de tiempo, con el objeto de neutralizar el estrés de los viajes espaciales. Un poco más tarde, les fue administrado a las fuerzas militares y atletas élites de la antigua Unión Soviética.

Distribución y hábitat

Crece en las regiones sur-orientales de Rusia, noreste de China y Corea.

Propiedades terapéuticas

- Aumenta los niveles de energía y vitalidad.
- Incrementa la oxigenación muscular, favoreciendo el ejercicio físico y la recuperación muscular.
- Previene la fatiga física y mental.
- Aumenta la tolerancia al frío y al calor.
- Potencia de manera muy efectiva al sistema inmune (sistema de defensas).
- Mejora la arteriosclerosis.
- Apoya la recuperación de infecciones del riñón.
- Mejora la diabetes.
- Ayuda en la hipertensión arterial, en la bronquitis crónica y en los niveles de colesterol.
- Aumenta el vigor sexual y la libido tanto en hombres como en mujeres ya que aumenta la testosterona.
- Mejora la disfunción eréctil, la producción de semen y espermatozoides, aumentando la fertilidad.
- Baja el cortisol (hormona del estrés).
- Tiene actividad antiviral.
- Posee un efecto antioxidante.
- Tiene efecto anticancerígeno. Disminuye los efectos secundarios de la quimioterapia y de la radioterapia, así como contribuye a una rápida recuperación de la médula ósea en pacientes sometidos a quimioterapia.
- Protege al hígado de fármacos y toxinas.
- Tiene un leve efecto antiagregante plaquetario y mejora la oxigenación del corazón.
- Ayuda a disminuir el azúcar en sangre (diabetes), de ser necesario.

Dosis sugerida

La dosis promedio es de 2 cápsulas de 500 mg, 3 veces al día.

Adaptógenos secundarios

ALOE VERA (sábila)

Desde tiempos remotos, el aloe vera, también conocido como sábila, ha sido utilizado para curar diversas afecciones de la piel, cabello y sistema digestivo. Ha sido utilizado desde hace siglos en el antiguo Egipto, así como por los romanos, griegos, hindúes, árabes y otros pueblos que se beneficiaron de su uso medicinal.

Esta es una planta de hojas carnosas y puntiagudas, de color verde claro, que miden entre 30 y 50 centímetros de longitud y 10 centímetros de ancho en la base. Cuando se hace un corte en la hoja de la planta, segrega un líquido amarillento verdoso entre la pulpa y la piel llamado savia, que posee grandes usos medicinales. En la parte interna hay un núcleo pulposo conocido como cristal de sábila que tiene múltiples efectos terapéuticos.

Distribución y hábitat

La planta de aloe vera es originaria de África, específicamente de la península de Arabia.

Propiedades terapéuticas

- Neutraliza la acidez gástrica.
- Es un cicatrizante.
- Es un antiinflamatorio.
- Útil en el tratamiento de úlceras gástricas, recto colitis, colitis y enfermedades respiratorias.
- Tiene efecto antibacteriano.

Dosis sugerida

La dosis recomendada es de 2 cápsulas de 500 mg, 3 veces al día.

ANDROGRAPHIS PANICULATA (*kang jang*)

Es un arbusto de la India, de China y del sureste asiático, que alcanza una altura de entre 30 y 60 centímetros. Ha sido usado en la medicina ayurvédica desde hace miles de años y, en la última década, en países escandinavos por sus efectos antipiréticos (baja la fiebre) y detoxificante. También tiene efectos antialérgicos e inmunológicos.

Distribución y hábitat

Se trata de una planta herbácea que crece en la India y Sri Lanka.

Propiedades terapéuticas

Se ha utilizado con gran éxito en:

- Enterocolitis, rinitis y rinosinusitis alérgicas.
- Infecciones respiratorias como laringitis, amigdalitis, faringitis, neumonía y tuberculosis.
- Problemas dermatológicos como impétigo y herpes.
- Tuberculosis y parasitosis (como apoyo).
- Protección hepática.
- Infecciones urinarias agudas y crónicas.
- Alergias.

Dosis sugerida

La dosis recomendada es de 2 cápsulas de 500 mg, 3 veces al día.

ANGELICA SINENSIS (*dong quai*)

Esta planta está descrita en la farmacopea tradicional China, y en ese país es más ampliamente utilizada que el mismo *ginseng*.

La parte utilizada de la planta son las raíces. Es usada típicamente para alteraciones ginecológicas, como dolor menstrual, períodos irregulares o menopausia. Es un precursor de los estrógenos.

Distribución y hábitat

Es una planta que crece generalmente en Asia y en algunos países europeos.

Propiedades terapéuticas

Además de sus beneficios en el área hormonal, tenemos evidencias científicas de sus beneficios como:

- Antiespasmódico (alivia dolores del tipo cólicos).
- Detoxificador hepático.
- Elimina el efecto arrítmico en el corazón.
- Inhibidor de formación de trombos.
- Incrementa la producción de glóbulos rojos.
- Efecto antitumoral y antimetastásico.
- Tratamiento de bronquitis crónica y enfisema pulmonar.
- Es de gran ayuda para tratar y resolver venas varicosas.

Dosis sugerida

La dosis recomendada es de 2 cápsulas de 500 mg, 3 veces al día.

ASTRAGALUS MEMBRANACEUS

El *astragalus membranaceus* forma parte de la medicina tradicional china desde hace miles de años, solo que recientemente se ha comenzado a comprender sus grandes alcances farmacológicos y clínicos en el mundo occidental.

Es usualmente combinado con otros adaptógenos para lograr el efecto deseado, fortalecer lo que en China se conoce como *Chi*, o energía vital.

Distribución y hábitat

Esta es una planta perenne, oriunda de Mongolia y China.

Propiedades terapéuticas

Quizás, lo más cercano que podamos llegar a definir a esta planta, desde el punto de vista occidental, es que es una planta adaptogénica con múltiples acciones. Entre su versatilidad, destacan:

- Inmunoestimulante.
- Regulador inmunológico.
- De gran utilidad para proteger y tratar problemas cardíacos, renales y cualquier problema oncológico.
- Se ha comprobado su efectividad en el tratamiento del cáncer.
- Protector hepático.
- Efectivo en tratamiento de virus respiratorios.
- Se ha utilizado con éxito en insuficiencia cardíaca, angina de pecho y pacientes infartados.
- Promueve la actividad de glóbulos rojos en la médula ósea y mejora enfermedades autoinmunes (Hashimoto, fibromialgia, lupus, Miastenia Gravis).
- De utilidad en el Parkinson.
- También ha mostrado efectos muy positivos en infertilidad.
- Efecto antienvejecimiento.

Dosis sugerida

La dosis sugerida es de 2 cápsulas de 500 mg, 3 veces al día.

ASHWAGANDA (*whitania* somnífera)

La *ashwagandha* es una planta que puede alcanzar una altura de 1.5 metros. En la Península Ibérica se puede encontrar en el litoral mediterráneo. Su nombre original procede de la lengua sánscrita y se traduce como "aroma de caballo" por su olor. En la India comenzó a utilizarse en la antigüedad y forma parte de la medicina ayurvédica o medicina tradicional india.

La raíz de esta planta, un pequeño arbusto de hojas pequeñas y frutos en forma de baya de color anaranjado, tiene unas propiedades adaptógenas muy conocidas.

Distribución y hábitat

La *ashwagandha* es una planta de la familia de las solanáceas originaria de Pakistán, India y Sri Lanka.

Propiedades terapéuticas

Debido a sus propiedades adaptogénicas, uno de los beneficios más reconocidos de la *ashwagandha* es su contribución al equilibrio emocional, a la relajación y al bienestar general. Así mismo, se reconocen muchos otros beneficios de su uso, entre los que encontramos que:

- Tiene un efecto rejuvenecedor.
- Ayuda a mantener la salud de la piel.
- Protege el tejido de lesiones y la salud en general, por su actividad antioxidante.
- Tiene propiedades adaptogénicas.
- Ayuda a mantener las capacidades físicas y mentales en casos de debilidad, agotamiento, cansancio y pérdida de concentración. Se le considera un tónico nervioso.
- Es un apoyo en períodos de tensión mental, nerviosa y de ansiedad. Contribuye a una relajación óptima, al equi-

librio emocional y al bienestar general. También apoya la relajación mental y el bienestar físico.

- Mejora la resistencia del cuerpo al estrés y le ayuda a lidiar con él. Ayuda a mantener el equilibrio mental y apoya la función mental en las personas mayores. También ayuda a conciliar el sueño. Fortalece la memoria y ayuda en la recuperación de eventos estresantes, así como a mantener la estabilidad emocional.
- Ayuda al mantenimiento de los niveles de energía, así como a ganar peso por masa muscular cuando te ejercitas.
- Ayuda a mantener la sensación de energía y vitalidad, bienestar físico y mental.
- Ayuda a mantener la vitalidad del cuerpo. Contribuye a la resistencia del cuerpo al estrés. También se le considera como tónico energético y estimulador del organismo.
- Ayuda a mantener la salud del sistema respiratorio.
- Apoya la salud de los órganos reproductores femeninos y ayuda a mantener la fuerza durante el embarazo. Apoya la función sexual masculina y ayuda a mantener la movilidad y cantidad de los espermatozoides.
- Afecta beneficiosamente al corazón y al sistema cardiovascular.
- Es un apoyo en períodos de tensión nerviosa o, por el contrario, puede ayudar a sentirse más enérgico.
- Ayuda al organismo en situaciones de estrés. Es decir, contribuye a la relajación óptima, al equilibrio emocional y ayuda al bienestar físico y mental.
- Promueve beneficios en el corazón y en el sistema cardiovascular y ayuda a mantener la salud del sistema respiratorio.

Dosis sugerida

La dosis sugerida es de 2 cápsulas de 500 mg, 3 veces al día.

BACOPA MONNIERI (*Brahmi*)

Bacopa Monnieri es una planta perteneciente a la familia *Scrophulariaceae*, comúnmente conocida como *Brahmi*. Tiene una larga historia en la medicina tradicional y es conocida por sus propiedades para mejorar la memoria y reducir la ansiedad.

La *bacopa* es una hierba reconocida durante mucho tiempo por su capacidad para mejorar la memoria, específicamente el nuevo aprendizaje y retención de información. También se ha demostrado que acelera el procesamiento mental y ayuda a adaptarse en situaciones estresantes.

Distribución y hábitat

Esta planta se encuentra naturalmente en todo el sur y sureste de Asia.

Propiedades terapéuticas

La *bacopa* tiene una gran cantidad de componentes activos, entre los cuales están incluidos varios alcaloides y saponinas, siendo los principales compuestos activos las saponinas esteroides bacósidos. Estos extractos activos tienen diferentes propiedades, tales como:

- Propiedades nootrópicas, que podrían mejorar la función cognitiva, memoria, capacidad cognitiva y de concentración.
- Propiedades antioxidantes, antiinflamatorias y neuroprotectoras, que reducen el estrés oxidativo y la inflamación en el cerebro.
- Propiedades adaptógenas que aumentan la resistencia del cuerpo a situaciones de estrés y reducen la fatiga mental.

Entre los beneficios que ofrece este adaptógeno tenemos:

- Aumenta la memoria, la atención y el aprendizaje.
- Disminuye el deterioro cognitivo leve. Gracias a su poder antioxidante, trabaja en contra del daño oxidativo que perjudica a nuestro cerebro, protegiéndolo del deterioro cognitivo que se muestra de manera evidente conforme nos hacemos mayores y que se manifiesta en forma de Alzheimer, Parkinson o demencia senil.
- Reduce el estrés y la ansiedad. Estabiliza los niveles de cortisol (hormona que se eleva durante los períodos de estrés). Y, con esto, contribuye en la mejora del estado anímico y la tensión, reforzando algunos neurotransmisores como la hormona de la felicidad, la serotonina o la acetilcolina, antidepresivos naturales que se producen en el organismo.
- En el aparato respiratorio, reduce los síntomas como el asma, ya que tiene una acción relajante sobre los bronquiolos.

Dosis sugerida

La dosis sugerida es de 2 cápsulas de 500 mg cada mañana y 2 al mediodía.

CARTÍLAGO DE TIBURÓN (*Squalus acanthias*)

El tiburón es un animal sin esqueleto óseo, por lo que su estructura está conformada por cartílagos. Pero lo más llamativo de esto desde una perspectiva de salud son las propiedades medicinales que contiene su cartílago.

El estudio de este producto se inició en 1975 cuando el doctor Robert Langer y su equipo descubrieron la capacidad de una sustancia que inhibe la angiogénesis, que es la producción de nuevos vasos sanguíneos, muy característica del cáncer.

En 1990 el grupo del doctor Langer publicó un estudio donde demuestra lo anteriormente descrito. Durante este estudio, se llegó a la conclusión de que el cartílago de tiburón contiene un factor inhibidor de la angiogénesis.

Angiogénesis significa formación de nuevos vasos, lo cual es algo normal. Sin embargo, cuando se trata de un tumor, esto es contraproducente, ya que lo alimenta al igual que a sus metástasis. El cartílago de tiburón inhibe la formación de vasos sanguíneos para el cáncer, pero lo más notable es que no la inhibe para los órganos normales del cuerpo humano.

Distribución y hábitat

Se encuentra en los mares que sean hábitat de tiburones.

Propiedades terapéuticas

- Cierra las arterias y vasos de los tumores.
- Retarda el crecimiento tumoral.
- Inhibe la aparición de metástasis.
- Aumenta los efectos citotóxicos hacia el cáncer de la quimioterapia.
- Disminuye los efectos adversos (secundarios) de la quimioterapia.
- Mejora en buena medida la psoriasis (enfermedad de la piel).
- Estimula el sistema inmune.
- Tiene un efecto antiinflamatorio.
- Es un antioxidante.
- Funciona como coadyuvante en el tratamiento de la artritis reumatoide y osteoartritis.

Dosis sugerida

En cáncer, 5 cápsulas de 500 mg, 3 veces al día. Para estimular el sistema inmune, 2 cápsulas de 500 mg, 3 veces al día.

CASSIA SENNA

Cassia Senna es una planta medicinal perteneciente a la familia de las fabáceas. Constituye una de las plantas más conocidas en la medicina convencional. Se utilizan sus frutos y hojas, siendo muy reconocida por su efecto laxante en casos de estreñimiento esporádico.

Distribución y hábitat

Esta planta es originaria de Egipto, especialmente de la región de Nubia, y cerca de Jartum (Sudán), donde se cultiva comercialmente. También se cultiva en muchos otros lugares, notablemente en la India y Somalia.

Propiedades terapéuticas

Se usa para tratar el estreñimiento, así como para limpiar el intestino antes de procedimientos tales como la colonoscopia.

Dosis sugerida

La dosis sugerida es de 2 cápsulas de 500 mg cada noche.

CENTELLA ASIÁTICA (*Gotu Kola*)

La *centella* asiática es una planta medicinal con una larga trayectoria histórica de uso terapéutico. En India e Indonesia se ha utilizado por cientos de años para la cicatrización de heridas y retardo en la progresión de la lepra. Además, se cree que prolonga la vida, aumenta la energía y la potencia sexual.

En la década de los setenta, investigadores italianos y europeos encontraron evidencias de que esta planta puede mejorar significativamente los síntomas causados por hemorroides y venas varicosas.

Distribución y hábitat

Esta planta es probablemente nativa del Sur de Asia y crece en lugares húmedos o pantanosos en Madagascar, la India, Sri Lanka, China y México. Adicionalmente, se encuentra en algunas áreas de Sudamérica y Sudáfrica.

Propiedades terapéuticas

- Es un efectivo cicatrizante. Uno de sus componentes, asiaticósido, estimula la acción fibroblástica, la cual promueve la producción de colágeno I, una proteína clave en la curación de heridas. Este mismo compuesto mantiene un estiramiento o fuerza tensil de la piel, dándole un aspecto rejuvenecido.
- Previene la formación de queloides, al ser ingerida cuando hay una herida. Suaviza los queloides existentes y es de gran utilidad en quemaduras y lesiones en piel y mucosas por cualquier causa.
- Es de gran utilidad en el tratamiento de várices, celulitis, circulación linfática (linfedema), psoriasis y tiene un efecto antitumoral y anti herpes.
- Mejora la ansiedad, estimulando la producción de GABA, una sustancia (neurotransmisor) que se produce en nuestro cerebro para estar relajados. También induce el sueño.
- Cicatriza úlceras gástricas e intestino.
- Tiene un efecto diurético.

Dosis sugerida

La dosis sugerida es de 2 cápsulas de 500 mg, 3 veces al día, en promedio.

CHITOSAN

El *chitosan* es un producto natural elaborado sobre las fibras naturales derivadas de la quitina, sustancia que abunda en el esqueleto de crustáceos y moluscos. Atrapa grasas a nivel gástrico, evitando su absorción.

Distribución y hábitat

Se encuentra en los mares que sean hábitat de crustáceos y moluscos.

Propiedades terapéuticas

- Elimina los niveles de grasa elevados en la sangre (hiperlipidemias, colesterol y triglicéridos).
- Se usa en el tratamiento de la hiperuricemia (ácido úrico alto, gota).
- Se usa en el tratamiento de la insuficiencia renal.
- Se utiliza en el tratamiento de la obesidad.
- Se usa en el tratamiento de la litiasis biliar.

Dosis sugerida

La dosis sugerida es de entre 2 y 5 cápsulas de 500 mg, 3 veces al día.

COLA DE CABALLO (*Similax Spp*)

Existen hasta 24 especies diferentes de esta planta y, aunque generalmente tienen el mismo efecto, muchas de ellas tienen alguna propiedad en particular.

La cola de caballo es una planta que se utiliza para disminuir la retención de líquidos (también conocida como edema), para los cálculos renales y de vejiga, para las infecciones del tracto urinario, para la incapacidad para controlar la orina (incontinencia) y para trastornos generales de los riñones y de la vejiga.

Distribución y hábitat

La cola de caballo es una planta medicinal originaria de América.

Propiedades terapéuticas

- Se utiliza para controlar la calvicie.
- Fortalece las uñas quebradizas.
- Como tratamiento para la tuberculosis.
- Como tratamiento para la ictericia (piel de color amarillento cuando hay problemas en el hígado, hepatitis viral, etc.).
- Como tratamiento para la hepatitis.
- Como tratamiento para las enfermedades articulares, la gota, la artrosis, la osteoporosis.
- Para la pérdida de peso.
- Para los sangrados menstruales prolongados.
- Para las hemorragias nasales.
- Se utiliza también en tratamientos tópicos de heridas y quemaduras.

Dosis sugerida

La dosis sugerida es de 2 cápsulas de 500 mg, 3 veces al día.

CORDYCEPS SINENSIS Y MILITARIS

Cordyceps sinensis es un poderoso tónico adaptógeno que ayuda a aumentar la energía y a mejorar la vitalidad. Este hongo aumenta los niveles de ATP (trifosfato de adenosina) en el cuerpo, la principal fuente de energía celular que pone en movimiento nuestro cuerpo y que es necesaria para todos los procesos enzimáticos de este.

Existen dos variedades comestibles de este hongo que son el *sinensis* y el *militaris*. A ambos se les han atribuido numerosas propiedades terapéuticas, ya que tienen características similares.

Si viajas a alguno de los sitios donde crece podrás comprarlo y tendrás el privilegio de paladear su verdadero sabor en infusiones, donde se toma tanto el hongo como el caldo resultante de la cocción, o troceado en recetas de cerdo, pollo o pato.

No obstante, el elevado coste del *Cordyceps* y la escasa comercialización de la versión original han propiciado que se opte por consumirlo como suplemento alimentario, en formato de pastillas o polvo.

Distribución y hábitat

Es una planta procedente de la meseta del Tíbet y del entorno del Himalaya.

Propiedades terapéuticas

Entre los beneficios para la salud que ofrece se incluyen:

- Mayor rendimiento y energía.
- Antienvejecimiento.
- Vigorizante sexual.
- Estimula el sistema inmunitario y antiinflamatorio.
- Protege el corazón.
- Favorece el control de los niveles de azúcar en la sangre.
- Posible efecto anticancerígeno.
- Ayuda a luchar contra la depresión.
- Mejora la fertilidad.
- Beneficioso para el hígado.
- Efecto antitumoral.

Dosis sugerida

La dosis sugerida es de 2 cápsulas de 500 mg, 3 veces al día.

CORIOLUS VERSICOLOR (*Lentinus Edodes*)

Coriolus versicolor, también conocido como cola de pavo, es un árbol común de hongo, con frecuencia visto por excursionistas como una protuberancia rígida, redondeada y horizontal de los troncos de árboles, con líneas concéntricas de color variante. En la medicina herbolaria tradicional china, se usa para reforzar la vitalidad general y para tratar problemas pulmonares y hepáticos, así como otras condiciones.

En algunas culturas, su extracto se usa con otros tratamientos para el cáncer y otras afecciones. Es posible que el extracto estimule el sistema nervioso, retrase la multiplicación de algunas células tumorales y reduzca los efectos secundarios de la quimioterapia y la radioterapia.

Distribución y hábitat

Esta seta se encuentra en casi todo el mundo y suele crecer sobre restos de troncos muertos de distintas especies de árboles y bajo distintos climas.

Propiedades terapéuticas

- Cáncer.
- Sistema inmune.
- Antifatiga.
- Propiedades adaptogénicas.

Dosis sugerida

La dosis sugerida es de 2 cápsulas de 500 mg, 3 veces al día.

ESPINO BLANCO (*Crataegus oxyacantha*)

El espino blanco es uno de los adaptógenos más estudiados en la era moderna por sus efectos a nivel cardiovascular. Es cardiotónico (tónico cardíaco), vasodilatador, antiarrítmico y baja las grasas a nivel sanguíneo (colesterol y triglicéridos).

Distribución y hábitat

Europa y norte de Asia.

Propiedades terapéuticas

- Es un potente antioxidante.
- Incrementa la fuerza de contracción del corazón y aumenta el flujo sanguíneo coronario.
- Tiene un efecto antiarrítmico.
- Regula la presión arterial.
- Se usa para casos de insuficiencia cardíaca, hipertensión arterial, hipercolesterolemia (colesterol elevado).

Dosis sugerida

La dosis sugerida es de 2 a 3 cápsulas de 500 mg, 3 veces al día.

CÚRCUMA (*Cúrcuma longa L.*)

La cúrcuma es una planta de la familia *zingiberaceae*, conocida mundialmente como especia aromática, utilizada en la gastronomía asiática para dar un toque de color y sabor picante a sus platillos. Los compuestos fitoquímicos presentes en su rizoma anaranjado característico, los curcuminoides, de los cuales el más efectivo es la curcumina, le confieren a esta planta importantes propiedades medicinales. La cúrcuma siempre debe ser tomada con pimienta negra, ya que la pimienta activa sus efectos terapéuticos de manera muy importante.

Distribución y hábitat

La cúrcuma es una planta de origen asiático.

Propiedades terapéuticas

Es una planta muy conocida y utilizada con múltiples beneficios:

- Protege, regenera y detoxifica el hígado.
- Es un potente antiinflamatorio.
- Mejora la respuesta del sistema inmune.
- Tiene efecto anticancerígeno.
- Efecto antimicrobiano (Salmonella, antiparasitaria, efecto anti VIH).
- Actividad hipolipemiante (baja colesterol y triglicéridos).
- Antioxidante (protege el cuerpo humano de los efectos de los radicales libres).
- Tiene un efecto cicatrizante, al ser colocada sobre las heridas en la piel y úlceras gástricas.
- Es un anticancerígeno, que disminuye la progresión del cáncer de colon.
- Es de gran beneficio en cáncer de pulmón y asma bronquial.

Dosis sugerida

La dosis sugerida es de 1,000 a 2,000 mg, 3 veces al día.

ÑAME SALVAJE MEXICANO (*Dioscorea villosa*)

Dioscorea villosa es una especie de planta trepadora tuberosa que ha sido utilizada en México desde la época de los aztecas.

Distribución y hábitat

Esta planta es nativa y se encuentra silvestre en América del Norte.

Propiedades terapéuticas

- Es un antioxidante.
- Reduce los malestares asociados a la menopausia.
- Es precursor hormonal femenino.
- Su principio activo, diosgenina, puede transformarse en las hormonas pregnenolona y progesterona (esto no ocurre en el sexo masculino).
- Es un antitumoral.
- Se usa en el tratamiento de la osteoporosis.
- Regula el azúcar en la sangre.
- Regula la presión arterial.
- Previene cáncer de mama y de útero.
- Disminuye la sensibilidad y el dolor mamario.
- Se utiliza en casos de miomatosis uterina y de síndrome premenstrual.
- Se usa en casos de disminución de la libido en la mujer.
- Se utiliza en casos de insomnio, depresión, fatiga, irritabilidad, pérdida de la memoria en damas, acumulación de grasa, retención de líquidos, caída del cabello, ovarios poliquísticos, sangramientos uterinos e infertilidad.
- Ayuda a regular la presión arterial.

Dosis sugerida

La dosis sugerida es de 2 cápsulas de 500 mg, 3 veces al día.

ECHINACEA (*Echinacea purpurea L.*)

El nombre *echinacea* corresponde a un género de plantas nativas de Norteamérica, caracterizada por flores de color rojizo o púrpura. De hecho, existen 9 tipos diferentes, pero solo 3 son utilizadas como remedios herbolarios (*E. angustifolia, E. purpurea, E. pallida*).

Se cree que lleva utilizándose desde hace siglos por los nativos de este continente para curar las heridas de las flechas o las picaduras de serpiente.

En Alemania, *echinacea* se mantiene como el principal remedio herbolario contra las infecciones respiratorias, ya que está demostrada su gran efectividad en la prevención y tratamiento de la gripe y la influenza, así como de enfermedades intestinales como la gastroenteritis e infecciones en la piel. La *echinacea* potencia y da fuerza al sistema inmune.

Distribución y hábitat

Esta planta es originaria de Norteamérica.

Propiedades terapéuticas

- Prevención y tratamiento de cuadros virales.
- Acción antibacteriana, antiparasitaria y antimicótica (hongos, cándida).
- Repara los tejidos afectados por infecciones (es cicatrizante).
- Tiene efectos anticancerígenos (coadyuvante en el tratamiento del cáncer).
- Se usa para tratar rinitis, sinusitis, amigdalitis, prostatitis e infecciones vaginales, de piel e intestinales.

Dosis sugerida

La dosis sugerida para adultos es de 2 cápsulas de 500 mg, 3 veces al día. Y, para menores de 10 años, 1 cápsula de 2 a 3 veces al día.

REISHI (*Ganoderma Lucidum*)

Se trata de un hongo comestible desde hace, al menos, 2,000 años que ha sido muy bien estudiado. Ha tenido gran importancia y uso desde inicios del imperio chino 200 años a.C. Fue llamado en sus inicios "la seta de la inmortalidad" por sus propiedades longevas.

Distribución y hábitat

Se encuentra distribuido por las zonas de clima templado de todo el mundo.

Propiedades terapéuticas

- Es un anticancerígeno.
- Regula el sistema inmune.
- Es un antiinflamatorio, aplicable a alergias, asma y dermatitis.
- Tiene un efecto antiviral, que incluye VIH (SIDA) y herpes.
- Regula la presión arterial.
- Tiende a bajar el colesterol en sangre.
- Disminuye y retrasa la aterosclerosis.
- Disminuye el cansancio, el estrés y la fatiga crónica.
- Mejora el insomnio y el Alzheimer.

Dosis sugerida

La dosis promedio es de 2 cápsulas de 500 mg, 3 veces al día.

GINKO (*Ginkgo biloba*)

Hoy en día, *Ginkgo biloba* es el suplemento herbolario más utilizado en algunos países, como Francia y Alemania, para mantener una buena circulación. Este es uno de los adaptógenos más conocidos en el mundo.

Distribución y hábitat

Es una planta medicinal procedente de Asia.

Propiedades terapéuticas

- Mejora la circulación general.
- Aumenta el flujo sanguíneo cerebral.
- Mejora la capacidad de concentración y memoria.
- Mejora las venas varicosas.
- Es de utilidad en problemas de la retina.
- Mejora el equilibrio y el tinnitus.
- Forma parte del tratamiento del Alzheimer.
- Forma parte del tratamiento del pie del diabético y de la insuficiencia renal.

Dosis sugerida

La dosis sugerida es de 2 cápsulas, 3 veces al día. Esto es variable, ya que podría ser más o menos, dependiendo de cada caso.

En casos de pie del diabético se dan hasta 21 gramos diarios.

MAITAKE (*Grifola Frondosa*)

Maitake significa hongo danzante en japonés. Se dice que obtuvo su nombre debido a que la gente danzaba con felicidad al encontrarlo en su forma salvaje, gracias a sus increíbles capacidades curativas.

De los más de 50 hongos considerados como alimentos en países asiáticos que ofrecen efectos medicinales, solo 6 han sido profundamente investigados. Entre ellos, destaca el *maitake*.

Uno de sus principios activos, beta (1-6), es reconocido como el más efectivo agente potenciador del sistema inmune por estimular a una serie de células: linfocitos NKT, linfocitos T, citotóxicos, además de otras. El resultado es un aumento de las defensas contra el cáncer, infecciones y VIH (SIDA). También se ha demostrado que tiene efectos antimetastásicos.

Distribución y hábitat

El hongo *maitake* crece en los bosques de Asia, Europa y el este de Norteamérica.

Propiedades terapéuticas

- Mejora la diabetes.
- Mejora la hipertensión arterial.
- Mejora los niveles de colesterol y triglicéridos.
- Ayuda en enfermedades del hígado.
- Disminuye la obesidad.

Dosis sugerida

La dosis sugerida es de 2 cápsulas de 500 mg, 3 veces al día (variable).

UÑA DEL DIABLO (*Harpagophytum Procumbens*)

La uña del diablo es un arbusto que fue utilizado por las poblaciones indígenas en enfermedades reumáticas. Entra en Europa en 1960, en donde comenzó a utilizarse para problemas en las articulaciones, tendinitis, dolores de cabeza, de espalda y dolores menstruales.

Distribución y hábitat

Es una planta originaria del desierto Kalahari, al sur de África.

Propiedades terapéuticas

- Analgésico y antiinflamatorio.
- Estimula el apetito.
- Promueve la eliminación de ácido úrico, por lo que es muy efectiva en la hiperuricemia y en la gota (crisis de ácido úrico).

Dosis sugerida

La dosis sugerida es de 2 a 3 cápsulas de 500 mg, 3 veces al día (variable).

GOLDEN SEAL O SELLO DE ORO (*Hydrastis Canadensis*)

Hydrastis canadensis es la única especie aceptada del género *Hydrastis* de la familia *Ranunculaceae*. Sus raíces fueron utilizadas tradicionalmente por los indios para el tratamiento de enfermedades de la piel, como desinfectante, problemas digestivos, hígado, diarreas e irritaciones de los ojos.

Distribución y hábitat

Esta es una pequeña planta nativa del este de Canadá y Estados Unidos.

Propiedades terapéuticas

- Antibacteriano.
- Antidiarreico.
- Antiespasmódico (cólicos).
- Efectos antiarrítmicos (corazón).
- Ayuda a bajar el azúcar en sangre.
- Infecciones bacterianas en boca, faringe y vías respiratorias.
- Efecto anticaries.
- Infecciones urinarias.
- Paludismo.
- Leishmaniasis.
- Conjuntivitis.
- Antiinflamatorio.

Dosis sugerida

La dosis sugerida es de 2 cápsulas de 500 mg, 3 veces al día.

YERBA MATE (*Ilex Paraguanensis*)

La yerba mate es una especie arbórea neotropical. De las hojas y ramas, secas y molidas, de esta aquifoliácea se prepara el mate, una infusión originaria de su zona de crecimiento natural (la selva paranaense) y común en la gastronomía de Argentina, el sur de Brasil, Paraguay, sur y este de Bolivia, Uruguay y ciertas regiones del centro-sur de Chile.

Distribución y hábitat

Es una especie arbórea neotropical originaria de América del Sur. Se encuentra presente en la región de la Mata Atlántica de Argentina, Paraguay y Brasil, así como también en las sierras boscosas de Uruguay, en donde crece en estado silvestre, sobre todo formando parte del sotobosque o del estrato mediano de los montes.

Propiedades terapéuticas

- Energizante y antifatiga.
- Reduce de peso.
- Disminuye el apetito.
- Incrementa la sensación de saciedad al comer.
- Acelera el metabolismo de azúcares y grasas.
- Antioxidante.
- Tratamiento de dolores de cabeza.
- Reduce la depresión nerviosa.
- Disminuye neuralgias.
- Aminora dolores articulares.
- Ayuda en asma bronquial (broncodilatador).
- Ayuda a pacientes con Epoc (enfisema y bronquitis crónica).

Dosis sugerida

La dosis sugerida es de 2 cápsulas de 500 mg, 3 veces al día.

LEPIDIUM MEYENI (*Maca*)

Planta andina, que ha sido utilizada desde la época de los incas como estimulante sexual y para mejorar la fertilidad.

Distribución y hábitat

Esta es una planta originaria del Perú.

Propiedades terapéuticas

Por sus propiedades, se utiliza para atender casos como los siguientes:

- Esterilidad, infertilidad.
- Disfunciones sexuales y reproductivas.
- Impotencia.
- Menopausia.
- Sangramientos uterinos disfuncionales.
- Cansancio y agotamiento físico o mental.

Dosis sugerida

La dosis recomendada es de 1 a 2 cápsulas de 500 mg, 3 veces al día.

LA MELENA DE LEÓN (*Hericium Erinaceus*)

La melena de león es un hongo comestible y medicinal del holártico. Puede ser identificado por su tendencia a crecer como grupos redondeados de barbas de espinas largas, de 1 a 6 cm de longitud, sobrepuestas sobre su tallo de 10 a 25 centímetros.

Cabe destacar su atractivo visual por su imponente cuerpo fructífero globular, con unas espinas blancas colgantes que dan la impresión de una cascada congelada o de una majestuosa melena de león. De ahí su curioso nombre.

Distribución y hábitat

El *Hericium Erinaceus* crece en los bosques de Asia central.

Propiedades terapéuticas

Puede ser utilizada en los siguientes casos:

- Depresión.
- Ansiedad.
- Demencia.
- Alzheimer.

   Así mismo, por sus propiedades:

- Aumenta la concentración.
- Repara el sistema nervioso.

Dosis sugerida

La dosis sugerida es de 2 cápsulas de 500 mg, 3 veces al día (puede variar, dependiendo de cada caso).

NONI (*Morinda Citrifolia*)

Morinda Citrifolia, llamada comúnmente *noni*, guanábana cimarrona, fruta del diablo, fruta del paraíso o mora de la India, es una planta arbórea o arbustiva de la familia de las rubiáceas. Se ha reportado, luego de investigaciones, un amplio rango de beneficios medicinales dentro de los que destacan cáncer, infecciones, artritis, diabetes, asma, hipertensión y dolor.

Distribución y hábitat

Esta planta es originaria de la Polinesia, Malasia, Australia, India y el sureste de Asia, pero se ha extendido a casi todas las regiones del mundo.

Propiedades terapéuticas

- Antibacteriana.
- Antituberculosa.
- Inmunoestimulante.
- Combate al VIH (SIDA).
- Anticancerígena.
- Analgésica.
- Regula la presión arterial.
- Antioxidante.
- Antiinflamatoria.

Dosis sugerida

La dosis sugerida es de 2 cápsulas de 500 mg, 3 veces al día.

GINSENG COREANO BLANCO (*Panax ginseng*)

Conocida desde hace más de 7,000 años en los países asiáticos, esta planta es famosa por sus propiedades revitalizantes, físicas, mentales y sexuales.

Existen dos tipos de *ginseng* coreano: el blanco y el rojo. El rojo eleva la tensión arterial, mientras que el blanco no lo hace.

Distribución y hábitat

Los orígenes de esta planta comienzan en Corea y se ha utilizado durante más de 2,000 años desde entonces.

Propiedades terapéuticas

- Energizante.
- Antioxidante.
- Mejora la erección en el hombre.
- Efecto antiarrítmico.

- Efecto antiagregante.
- Mejora la producción de glóbulos blancos.
- Acción antiinflamatoria.
- Mejora el sistema inmune.
- Ayuda a regular el azúcar en sangre.
- Acción anticancerígena.
- Mejora la memoria y las funciones cerebrales.
- Aumenta los niveles de testosterona.
- Baja el nivel de grasa en la sangre.

Dosis sugerida

La dosis recomendada es de 2 cápsulas de 500 mg, 3 veces al día.

GINSENG AMERICANO (*Panax Quinquefolius*)

Los *ginsengs* son plantas que se han venido utilizando en la medicina oriental desde la antigüedad (3,000 a.C.) debido a su reputación de droga tónica y reconstituyente. El *ginseng* americano es una de sus variedades y es una planta que es muy apreciada por sus propiedades revitalizantes físicas, mentales y sexuales.

Distribución y hábitat

El *ginseng* americano es una planta que se cultiva en el este de Norteamérica y Canadá.

Propiedades terapéuticas

- Aumenta la producción de ATP celular, lo cual incrementa la energía física.
- Incrementa la capacidad cognitiva y las funciones cerebrales a través de varios mecanismos.
- Mejora el funcionamiento del sistema inmune y ayuda a erradicar el VIH (SIDA).

- Tiene un efecto antioxidante.
- Ayuda a regular el azúcar alta en la sangre.
- Promueve la regulación de la presión arterial y tiene un leve efecto antiarrítmico.
- Efecto antitumoral.
- Posee acción antiinflamatoria.
- Promueve la disminución de grasas en la sangre, específicamente, del colesterol LDL.
- Ayuda a regular el sistema hormonal femenino.

Dosis sugerida

La dosis sugerida en adultos es de 2 cápsulas de 500 mg, 3 veces al día.

ANAMÚ (*Petiveria alliacea*)

Esta es una planta de uso muy antiguo, validado histórica y experimentalmente, en sus aplicaciones como antimicrobiano y antiinflamatorio. Muchos científicos han mostrado interés por sus demostrados efectos antitumorales.

Distribución y hábitat

Petiveria alliacea es una planta originaria de América, específicamente en el área amazónica.

Propiedades terapéuticas

- Antiinflamatorio.
- Antitumoral.
- Inmunoestimulante.
- Analgésico.
- Antimicrobiano (efectos contra parásitos, hongos y bacterias).
- Regula el azúcar en sangre.
- Anticonvulsivo.

Dosis sugerida

La dosis sugerida es de 2 cápsulas de 500 mg, de 2 a 3 veces al día.

SUMA (*Pfaffia Paniculata*)

Popularmente conocida como *suma*, la *Pfaffia Paniculata* es una viña rastrera con un sistema de raíces largo e intrincado, como una raíz que se encuentra en la selva amazónica. En Sudamérica se le conoce como *ginseng* brasilero.

La *Pfaffia Paniculata* era usada por la civilización maya-quiché hace 2,000 años. La especie aparece en el famoso manuscrito del año 1552 de medicina precolombina *Libellus de Medicinalibus Indorum Herbis.*

Distribución y hábitat

Suma es natural de la cuenca del Amazonas y otras regiones tropicales de Brasil, Ecuador, Panamá, Paraguay, Perú y Venezuela.

Propiedades terapéuticas

- Energizante. Aumenta la oxigenación cerebral, por lo que ha sido utilizada ampliamente en enfermedades crónicas y debilitantes y en fatiga crónica, entre otras.
- Aumenta la resistencia a los cambios de temperatura ambiental.
- Es un regulador hormonal, que sirve para el síndrome premenstrual, dismenorrea, infertilidad, hemorragias uterinas, osteoporosis y menopausia.
- Favorece el crecimiento de la masa muscular con el ejercicio.
- Mejora la contracción del corazón.
- Regula la presión arterial.
- Reduce los niveles de colesterol.
- Presenta actividad anticancerígena.

Dosis sugerida

La dosis sugerida es de 2 cápsulas de 500 miligramos, de 2 a 3 veces al día.

PRUNUS AFRICANA (*Pygeum Africanum*)

Prunus Africana es una especie de árbol perteneciente a la familia de las rosáceas que se encuentra en África. Los extractos de este adaptógeno se utilizan en Europa desde mediados de la década de los 60.

Distribución y hábitat

Se encuentra en estado natural como árbol de hoja perenne en las regiones montañosas del África subsahariana y las islas de Madagascar, Santo Tomé y Príncipe, Fernando Po y Gran Comora en la franja de 900 a 3,400 m de altitud.

Propiedades terapéuticas

Por sus propiedades, se utiliza para tratar:

- Hiperplasia prostática benigna.
- Prostatitis crónica.
- Contracción inadecuada de la vejiga.

Dosis sugerida

La dosis sugerida es de 2 cápsulas de 500 mg, de 2 a 3 veces al día.

ESCOBA DE CARNICERO (*Ruscus Aculeatus L.*)

Ruscus Aculeatus L. es una especie espermatofita arbustiva, perenne, perteneciente a la familia de las asparagáceas. Es un pequeño arbusto de 30 a 80 cm de altura de color verde oscuro, con rizomas subterráneos de los que salen tallos florales masculinos o femeninos. En ambos casos presenta dos tipos de tallos; los normales son lisos y redondeados, mientras que los otros tienen falsas hojas (filocladios), de forma ovolanceolada de 2 a 3 cm de longitud y acabadas con una punta rígida y punzante.

Distribución y hábitat

Ruscus es originaria de Eurasia y en Europa crece principalmente al sur del continente.

Propiedades terapéuticas

Se recomienda para los tratamientos de:

- Insuficiencia venosa (várices).
- Hinchazón en tobillos, piernas.
- Hemorroides.

Dosis sugerida

La dosis recomendada es de 3 cápsulas, 3 veces al día.

PALMITO SALVAJE, SAW PALMETTO (*Serenoa Repens*)

Serenoa es un género monotípico con una única especie: *Serenoa Repens*, perteneciente a la familia de las palmeras (*Arecaceae*). Es una planta originaria de zonas arenosas de la costa atlántica del sur de Estados Unidos (desde Florida hasta Luisiana y Carolina del Sur) y de México. Se ha aclimatado también en el sur de California.

La hiperplasia prostática es una enfermedad muy común en hombres mayores de 50 años, que está presente en alrededor de la mitad de la población. Ya a los 70 años, el 90% de los hombres tendrá esta situación. Este adaptógeno es tan apreciado en Europa que se considera un tratamiento de elección y primera línea, mientras que los fármacos son considerados alternativas.

Distribución y hábitat

El palmito salvaje es originario del norte de México y sureste de los Estados Unidos.

Propiedades terapéuticas

- Inhibición de la 5 alfa reductasa.
- Acción antiinflamatoria prostática.
- Relaja el esfínter prostático, permitiendo una buena salida de orina y evitando las obstrucciones.
- Acción antitumoral prostática, evitando así el riesgo de cáncer de próstata.

Dosis sugerida

La dosis sugerida a nivel preventivo es de 1 a 2 cápsulas de 500 mg, 1 vez al día, a partir de los 50 años.

La dosis sugerida para tratamiento es de 2 cápsulas de 500 mg, 3 veces al día.

CARDO LECHOSO (*Silybum Marianum*)

Silybum Marianum es una especie del género *Silybum*, en la familia *Asteraceae*. Esta es una hierba anual o bianual, erecta, que alcanza hasta los dos metros de alto.

Las investigaciones científicas realizadas en los últimos años han confirmado la efectividad y eficacia de múltiples plantas en la prevención y tratamiento de enfermedades del hígado. Dentro de ellas destaca el cardo mariano. Se descubrió en el año 77 a.C. Este adaptógeno tiene más de 950 estudios publicados.

Distribución y hábitat

Esta es una planta nativa de la región mediterránea.

Propiedades terapéuticas

Se utiliza para tratar:

- Hepatitis.
- Hepatopatía alcohólica y cirrosis alcohólica.
- Cirrosis autoinmune.
- Colesterol elevado.
- Psoriasis.
- Cáncer de próstata.

  Además:

- Estimula la regeneración hepática.
- Tiene un efecto antiinflamatorio del hígado.
- Potencia la detoxificación a través del hígado.

Dosis sugerida

La dosis sugerida es de 2 a 3 cápsulas de 500 mg, 3 veces al día.

ZARZAPARRILLA (*SMILAX SPP*)

Smilax es un género de unas 200 especies de plantas florecientes trepadoras, muchas de las cuales son leñosas o con espinas, pertenecientes a la familia *Smilacaceae* y distribuidas por regiones tropicales y de clima templado de todo el mundo, siendo la zarzaparrilla una de esas especies.

La zarzaparrilla ha sido utilizada durante varios siglos por la población indígena de Centro y Sudamérica para el tratamiento de la impotencia sexual, reumatismo, enfermedades de la piel y tónico para la debilidad física. En un estudio publicado en una prestigiosa revista médica, se demostraron sus beneficios para la psoriasis.

Distribución y hábitat

Están distribuidas por regiones tropicales y de clima templado de todo el mundo.

Propiedades terapéuticas

Por sus propiedades, se utiliza para tratar:

- Psoriasis.
- Eczemas (alergias en la piel).
- Verrugas.
- Acné.
- Herpes.
- Enfermedades del hígado.
- Gripe.
- Disfunción eréctil.

Dosis sugerida

La dosis sugerida es de 2 a 3 cápsulas de 500 mg, 3 veces al día.

SULFATO DE GLUCOSAMINA CON CHONDROITIN

La glucosamina es una sustancia que se encuentra en el cuerpo humano de manera natural. Estimula la formación y reparación del cartílago articulatorio. El sulfato de condroitina es otra sustancia natural de nuestro organismo y previene que otras enzimas del cuerpo degraden los componentes constructores del cartílago articulatorio. El tipo de medicamento que se vende en las tiendas de productos naturales y farmacias se deriva de los animales.

Datos bioquímicos y farmacológicos demuestran que este adaptógeno cumple con objetivos exitosos en la osteoartritis y otras enfermedades articulares.

Distribución y hábitat

Proviene de animales.

Propiedades terapéuticas

Enfermedades de las articulaciones por cualquier causa (artritis, osteoartritis, etc.).

Dosis sugerida

La dosis sugerida es de 1.5 gramos, 1 a 2 veces al día.

SUTHERLANDIA FRUTESCENS

Conocida comúnmente como arbusto del cáncer o guisantes globosos, la *sutherlandia frutescens* es considerada como la planta medicinal más efectiva y segura para el tratamiento de diversas condiciones en Sudáfrica. Sus estudios científicos en el mundo occidental datan de mediados del siglo XIII.

Distribución y hábitat

Esta es una leguminosa del sur de África.

Propiedades terapéuticas

Por sus propiedades, se emplea para tratar casos de:

- Diabetes.
- Cáncer
- VIH (SIDA).
- Colon irritable.
- Enfermedad de Crohn.
- Úlcera péptica.
- Gastritis.
- Enfermedades autoinmunes (artritis reumatoide, esclerosis múltiple, etc.).
- Gota, artritis, osteoartritis.
- Cuadros gripales.
- Síndrome de fatiga crónica.

Así mismo, actúa como:

- Relajante del sistema nervioso central (ansiedad).
- Ayuda para regular la presión arterial.

Dosis sugerida

La dosis sugerida es de 2 cápsulas, 3 veces al día.

PALO DE ARCO (*Tabebuia avellanedae*)

El palo de arco es un árbol de las selvas húmedas de Sudamérica. Posee una larga y bien documentada historia durante siglos por las poblaciones indígenas de la zona. Se utilizan los extractos de la corteza del árbol y su principio activo principal es el *Lapachol.*

Distribución y hábitat

Este es un árbol nativo de América. Crece desde el norte de Argentina hasta México.

Propiedades terapéuticas

- Anticancerígeno.
- Antimicótico (hongos).
- Antibacteriano.
- Antiparasitario.
- Antiviral (herpes I y II, influenza, polio, Eipstein Barr, citomegalovirus, entre otros).
- Tratamiento de la psoriasis.
- Tratamiento de úlcera intestinal con H. Pylori.

Dosis sugerida

La dosis sugerida es de 2 cápsulas de 500 mg, de 2 a 3 veces al día.

TRIBULUS TERRESTRIS

El *tribulus terrestris* es una planta herbácea que se ha utilizado durante mucho tiempo en la medicina ayurvédica originaria de la India, así como en la medicina tradicional china. Se ha recomendado principalmente para la salud de los hombres, sobre todo para mejorar la virilidad y la vitalidad, aunque también para la salud cardiovascular y urogenital.

Este adaptógeno ha sido utilizado durante siglos en Europa para el tratamiento de la infertilidad e impotencia, y como estimulante para la libido y el desempeño sexual, tanto en hombres como en mujeres. También ha sido de utilidad para tratar problemas del corazón.

Distribución y hábitat

Es nativa de zonas cálidas y templadas del sur de Europa, sur de Asia, África y norte de Australia.

Propiedades terapéuticas

- Sube la testosterona en más del 40%, mejorando la cantidad y calidad de los espermatozoides.
- Mejora el ánimo.
- Es de gran ayuda en el aumento de la masa muscular.
- Aumenta la cantidad y calidad de las hormonas femeninas (estradiol, LH, FSH).
- Aumenta los niveles de DHEA (esta hormona también mejora el funcionamiento en el área sexual masculina y femenina) y tiene efecto antienvejecimiento.
- Mejora los niveles de colesterol.

  Así mismo, se emplea en casos de:

- Impotencia.
- Disminución de la libido.
- Alteraciones de los espermatozoides.
- Agotamiento en los atletas.
- Menopausia.

Dosis sugerida

La dosis sugerida es de 2 cápsulas de 500 mg, de 2 a 3 veces al día.

UÑA DE GATO (*uncaria tomentosa*)

La corteza, raíz y hojas de una liana que crece hasta 20 metros, llamada uña de gato, ha despertado un considerable interés médico en los últimos años.

Por miles de años, la *uncaria tomentosa* ha sido utilizada por tribus indígenas. Fue utilizada por los incas debido a sus grandes propiedades medicinales.

Últimamente se han obtenido extractos que están siendo utilizados para el tratamiento del cáncer y del VIH (SIDA), ya que inhibe la replicación del virus.

Distribución y hábitat

Es originaria de Perú, pero crece desde Panamá hasta el sur de Perú.

Propiedades terapéuticas

- Potencia el sistema inmune.
- Gran efecto antiinflamatorio.
- Potente antioxidante.
- Mejora la irrigación del corazón.
- Disminuye el colesterol.
- Efecto antitumoral.

En el hombre, se emplea para atender casos de:

- Impotencia.
- Disminución de la libido.
- Colesterol elevado.
- Disminución del vigor y energía en atletas.

En la mujer, se utiliza en los casos de:

- Infertilidad.
- Menopausia.

Dosis sugerida

La dosis sugerida es de 2 cápsulas de 500 mg, 3 veces al día.

ARÁNDANO NEGRO (*Vaccinium Myrtillus*)

Esta es una planta de la familia de las ericáceas que da unas pequeñas bayas comestibles. Su historia medicinal se remonta a la Edad Media, cuando se documentó su uso en piedras en la vesícula, escorbuto (déficit de vitamina C), tuberculosis, así como en diarreas, enteritis, estomatitis (infecciones en la boca) y faringitis.

Distribución y hábitat

Es originario de las zonas septentrionales de Europa, Norteamérica y Asia. Crece en los sotobosques de montaña, suelos ácidos, turberas y bosque de coníferas.

Propiedades terapéuticas

- Mejora y previene daños en la retina.
- Efecto antiesclerótico.
- Potente antioxidante (es rico en vitamina C).
- Efecto antiagregante plaquetario.
- Incrementa la visión en la oscuridad.
- Disminuye los niveles de glicemia.
- Contribuye a prevenir y tratar las cataratas y el glaucoma.
- De gran ayuda en la retinopatía diabética.
- Insuficiencia renal.
- Efecto antiinflamatorio.
- Mejoría del dolor menstrual.

Dosis sugerida

De 1 a 2 cápsulas diarias de 500 mg, 3 veces al día.

VITEX AGNUS CASTUS

Originario de Grecia e Italia, su nombre proviene del griego *"agnus castus"* que significa "casto". El famoso escritor Homero escribió en su obra *La Ilíada*, seis siglos antes de nuestra era, cómo sus frutos, cuando son dados solos en dosis pequeñas, contrarrestan el impulso sexual en el sexo masculino, haciendo lo opuesto en la mujer.

Distribución y hábitat

Esta es una especie nativa del Mediterráneo.

Propiedades terapéuticas

Su uso se extiende a casos de:

- Menopausia.
- Hemorragias uterinas.
- Fibromatosis.
- Infertilidad femenina.
- Prolactina alta (dar dosis bajas, de 1,000 miligramos al día).
- Prolactina alta (tomar dosis más elevadas, de 3,000 miligramos al día).
- Adenoma de hipófisis (tumor benigno muy común en mujeres).
- Irregularidad menstrual.
- Dolor mamario (Mastalgia).
- Condición fibroquística mamaria.

   También presenta los siguientes beneficios:

- Muy efectivo para el síndrome premenstrual, en donde mejoran el 93% de las pacientes.
- A dosis bajas (1,000 miligramos) estimula la producción de leche materna.

- Mejoría del acné en 70% de los pacientes (hombres y mujeres) en 3 meses.
- Efecto anticancerígeno demostrado en un estudio de la universidad de Tokio, Japón, en cáncer de mama, estómago, colon y pulmón. Esto es sumamente importante considerando que Japón tiene la sobrevida más alta del planeta.

Dosis sugerida

La dosis varía de acuerdo con el objetivo, pero va de 2 a 9 cápsulas de 500 mg diarias.

5

Protocolos recomendados

El objetivo de este capítulo es el de ofrecerte algunas sugerencias o consejos prácticos con base en mi experiencia, que te pueden servir como referencias para un uso adecuado de los adaptógenos. Sin embargo, las dosis exactas deben determinarse idealmente en una consulta médica, una vez que se conozca el contexto de la enfermedad. Sin embargo, úsalos, te van a ser de utilidad. Recuerda siempre que son productos de libre prescripción (OTC) y puedes obtenerlos fácilmente.

En caso de requerir una consulta debes hacerla con algún médico que domine los adaptógenos.

Así mismo, considero importante señalar que todas las fórmulas propuestas en este capítulo están diseñadas en función de cápsulas cuya presentación sea de 500 miligramos. Igualmente recomiendo que, si decides aplicar alguno de estos protocolos, siempre los acompañes de una cápsula de magnesio de 500 miligramos en la noche.

Por último, deseo acotar que cada uno de los protocolos propuestos a continuación deben ser interpretados como consejos y no como una consulta médica, por lo que es probable que en algunos casos requieras dosis mayores de adaptógenos que las propuestas aquí. En esos casos, deberías asistir a una consulta médica para realizar los ajustes pertinentes.

Recuerda que:

1. Los adaptógenos no son tóxicos. Al contrario, desintoxican.
2. Los adaptógenos no tienen efectos secundarios. Alguna planta que tenga efectos secundarios no es un adaptógeno por definición.
3. Hay que tomar siempre más de un adaptógeno para que se incrementen los tres lados del triángulo de la salud (mínimo tres adaptógenos).
4. Los adaptógenos no tienen que tomarse de por vida, pero se pueden tomar de por vida.
5. Los adaptógenos pueden ser utilizados en niños recién nacidos, mujeres embarazadas y en período de lactancia, y en personas de la tercera edad.
6. Los adaptógenos no están contraindicados si tomas algún tratamiento sintético.
7. Existen fórmulas sistémicas creadas por la marca @adaptoheal que contienen los adaptógenos ya combinados, todos en una sola cápsula. Existe una fórmula llamada **Immuneheal** que contiene 22 adaptógenos por cápsula.

Puedes encontrar información precisa en:

www.adaptoheal.com
www.adaptohealusa.com
www.adaptohealue.com

Aclarados estos puntos, paso a continuación a mostrarte algunos protocolos que hemos utilizado con éxito para tratar algunos casos específicos y que han ayudado a los pacientes a alcanzar el equilibrio en sus biologías.

1. Siempre es indispensable sellar el intestino permeable. Se puede usar:

- **Colágeno hidrolizado 5 gramos diarios, o**
- **L Glutamina 5 gramos diarios, o**
- **Caldo de huesos 1 taza diaria por 6 meses.**

2. Dejar de comer maíz, arroz, pasta, harinas, ultraprocesados, cereales.

Alimentarse con carnes de todo tipo, aguacate, verduras, camote, *sweet potato*, papa, quesos de cabra y oveja, huevos.

Cero gluten.

Fortalecer el sistema inmune

Adaptógenos
Ginseng siberiano, *echinacea, reishi,* palo de arco y sello de oro *(golden seal).*
Dosis sugerida
Niños: 1 cápsula 3 veces al día.
Adultos: 2 cápsulas 3 veces al día.

Mejorar la concentración mental

Adaptógenos
Ginseng coreano, *ginkgo biloba, centella* asiática, *rhodiola.*
Dosis sugerida
Niños: 1 cápsula 3 veces al día.
Adultos: 2 cápsulas 3 veces al día.

Reducir el agotamiento físico

Adaptógenos
Ginseng siberiano*, leuzea, ashwaganda.* En caso de no encontrar *leuzea*, puedes sustituirla por *schizandra*.
Dosis sugerida
Niños: 1 cápsula de cada uno de 500 mg, 3 veces al día.
Adultos: 2 a 3 cápsulas de cada uno de 500 mg, 3 veces al día (a mayor agotamiento debe tomarse mayor cantidad).

Tratar la ansiedad

Adaptógenos
Ashwaganda, rhodiola, schizandra y magnesio (puede añadir CBD *oil*, aceite de cannabidiol) al 20%, 4 gotas sublinguales 3 veces al día.
Dosis sugerida
Niños: 1 cápsula de 500 mg de cada uno, 1 a 3 veces al día. Magnesio 150 mg en la noche.
Adultos: 2 a 3 cápsulas de 500 mg de cada adaptógeno, 3 veces al día. El magnesio se puede tomar entre 1 a 3 cápsulas diarias; puede ser citrato, glicinato, bisglicinato, treonato o magnesio quelado.

Incrementar la fuerza muscular

Adaptógenos
Leuzea, astragalus y *tribulus.*
Dosis sugerida
Niños: 1 cápsula de 500 mg, 3 veces al día.
Adultos: 2 a 3 cápsulas de cada uno, 3 veces al día.

Tratar el corazón (arritmias, hipertensión)

Adaptógenos
Rhodiola, espino blanco, *reishi, astragalus* y magnesio de

500 mg, 1 a 3 cápsulas diarias.

Dosis sugerida

Niños: 1 cápsulas de 500 mg, 3 veces al día.

Adultos: 2 cápsulas de cada uno, 3 veces al día con excepción del espino blanco que debe tomarse 3 cápsulas 3 veces al día.

Tratar la piel

Adaptógenos

Leuzea, centella, cola de caballo, colágeno.

Dosis sugerida

Niños: 1 cápsula de 500 mg de cada uno, 2 a 3 veces al día.

Adultos: 2 a 3 cápsulas de cada uno, 3 veces al día.

Tratar alergias

Adaptógenos

Yerba mate, *reishi, noni, astragalus* y palo de arco.

Dosis sugerida

Niños: 1 cápsula de 500 mg, 2 veces al día.

Adultos: 2 a 3 cápsulas de 500 mg, 3 veces al día.

Tratar dolores

Adaptógenos

Ginseng siberiano, *noni*, uña de gato y sulfato de glucosamina con *chondroitin*, MSM.

Dosis sugerida

Niños: 2 cápsulas de 500 mg de cada uno, una a 3 veces al día.

Adultos: 2 a 3 cápsulas de 500 mg de cada uno, 3 veces al día.

Tratar dolores menstruales

Adaptógenos

Ginseng americano o *suma, vitex, ñame* salvaje, *dong quai*.

Dosis sugerida
Adultos: 2 a 3 cápsulas de 500 mg, 3 veces al día.

Tratar heridas en piel

Adaptógenos
Leuzea, zarzaparrilla y centella asiática.
Dosis sugerida
Niños: 1 cápsula de 500 mg, 3 veces al día.
Adultos: 2 a 3 cápsulas de 500 mg, 3 veces al día.

Tratar migrañas

Adaptógenos
Vitex, ginkgo biloba, rhodiola, ashwaganda.
Dosis sugerida
Adultos: para personas mayores de 14 años, 2 cápsulas
3 veces al día.

Tratar várices

Adaptógenos
Leuzea, ginkgo biloba, ruscus aculeatus, castaño de Indias
y *centella* asiática.
Dosis sugerida
De todos se toman 2 cápsulas 3 veces al día de 500 mg;
del *ruscus aculeatus*, 3 cápsulas 3 veces al día.

Tratar y prevenir crecimiento prostático

Adaptógenos
Schizandra, maitake, saw palmetto y pygeun africanum.
Dosis sugerida
Adultos: 2 cápsulas de cada uno 3 veces al día.

Menopausia

Adaptógenos
Suma o *ginseng* americano, *dong quai* y *ñame* salvaje.
Dosis sugerida
2 cápsulas de 500 mg de cada uno, 3 veces al día.

Tratar gastritis

Adaptógenos
Rhodiola, centella asiática, uña de gato, cúrcuma.
Dosis sugerida
Niños: 1 cápsula de 500 mg, 2 veces al día.
Adultos: 2 cápsulas de 500 mg, 3 veces al día.

Tratar hipertensión

Adaptógenos
Rhodiola, astragalus, reishi, ginkgo biloba, espino blanco.
Dosis sugerida
Rhodiola, astragalus, reishi, ginkgo biloba: 2 cápsulas 3 veces al día.
Espino blanco: 3 cápsulas 3 veces al día.

Tratar y prevenir enfermedades del hígado

Adaptógenos
Schizandra, reishi, maitake, cordyceps y cardo mariano.
Dosis sugerida
Niños: 1 cápsula de 500 mg, 3 veces al día.
Adultos: 2 cápsulas 3 veces al día.

Tratar enfermedad de los riñones

Adaptógenos
Schizandra, cardo mariano, *centella* asiática, zarzaparrilla,

chitosan.
Dosis sugerida
Niños: 1 cápsula de 500 mg, 3 veces al día.
Adultos: 2 cápsulas de 500 mg, 3 veces al día.
Añadir *chitosan.*
Niños: 2 cápsulas 3 veces al día.
Adultos: 5 cápsulas 3 veces al día.

Tratar ovarios poliquísticos

Adaptógenos
Vitex, suma, echinacea, reishi, astragalus, maitake, dong quai y *ñame* salvaje.
Dosis sugerida
2 cápsulas de 500 mg, 3 veces al día.

Tratar asma bronquial

Adaptógenos
Yerba mate, *reishi, astragalus, ginseng* siberiano, *echinacea,* palo de arco y sello de oro.
Dosis sugerida
Niños: 1 cápsula de 500 mg, 2 a 3 veces al día.
Adultos: 2 cápsulas de 500 mg, 3 veces al día.

Tratar hongos en la piel

Adaptógenos
Schizandra, ginseng siberiano, *echinacea,* palo de arco y sello de oro.
Dosis sugerida
Niños:1 cápsula de 500 mg, 2 veces al día.
Adultos: 2 cápsulas de 500 mg, 3 veces al día.

Tratar la vista

Adaptógenos
Schizandra, astragalus, arándano negro y *ginkgo biloba*.
Dosis sugerida
Niños: 1 cápsula de 500 mg, 3 veces al día.
Adultos: 2 cápsulas de 500 mg, 3 veces al día.

Disfunción eréctil

Adaptógenos
Maca, ginseng siberiano, *ginkgo biloba, ashwaganda* y *tribulus terrestris*.
Dosis sugerida
2 cápsulas 3 veces al día.

Tratar el insomnio

Adaptógenos
Ashwaganda, rhodiola y magnesio.
Dosis sugerida
Niños (de 4 a 7 años): 1 cápsula de cada uno de 500 mg y 150 mg de magnesio (en la noche).
Entre 7 y 14 años: 2 cápsulas de cada uno de 500 mg más 300 mg de magnesio (en la noche).
Más de 14 años: 2 cápsulas de 500 mg, 2 veces al día más 450/500 mg de magnesio (en la noche).
Adultos: 2 cápsulas de 500 mg, 3 veces al día 5; HTP 100 mg, 3 veces al día, y magnesio 500 mg (en la noche). Comience con los adaptógenos por 3 semanas, si sigue con insomnio.
Con el GABA (Ácido Gama Amino Butírico) se incrementan los niveles de una sustancia natural a nivel cerebral que es indispensable para el sueño. No genera adicción o dependencia.

La melatonina es el neurotransmisor más conocido para el buen dormir, no genera adicción o dependencia.

El triptófano es el precursor de la serotonina, es un neurotransmisor que genera relajación. No genera adicción o dependencia.

6

Casos de éxito

En mi entendimiento actual de las cosas, creo que la naturaleza nos ofrece todo cuanto necesitamos para vivir con bienestar. Pero es nuestra decisión si acudimos a ella o no. Es lo que algunos llaman libre albedrío.

No obstante, es mi intención mostrarte en este capítulo algunos casos de personas que decidieron seguir el camino marcado por la naturaleza para alcanzar el equilibrio en sus biologías y así lograr una curación total y definitiva.

Son muchos los casos que he atestiguado en los que las probabilidades de una curación, desde la perspectiva de la medicina convencional, eran prácticamente cero. Sin embargo, los pacientes lograron recuperarse y subir el escalón del bienestar una vez más.

Por supuesto, no voy a poner aquí todos los casos porque serían demasiados, pero sí voy a colocar algunos que, en mi opinión, son emblemáticos y te pueden ayudar a entender cómo los adaptógenos pueden llevarte de la mano al bienestar.

Cáncer de páncreas

Paciente: Luisa Branger
Edad: 38 años
Diagnóstico
Cáncer de páncreas metastásico a pulmón.
Contexto
La paciente no respondió a tratamientos convencionales (quimioterapia y cirugía), por lo que fue enviada a su casa, sin probabilidades de vida.
Resultado de los adaptógenos
La paciente comenzó tratamiento solo con adaptógenos inmediatamente después de haber sido desahuciada. Tres meses más tarde, había desaparecido la metástasis pulmonar. A los seis meses de iniciado el tratamiento, estaba libre de cáncer y así continúa.

Cáncer de páncreas

Paciente: Marcelo Cohimbra
Edad: 49 años
Diagnóstico
Cáncer de páncreas metastásico a hígado y pulmón.
Contexto
El paciente fue tratado con cirugía, radioterapia, quimioterapia e inmunoterapia. Los tumores crecieron a pesar del tratamiento aplicado en un prestigioso hospital norteamericano.
Resultado de los adaptógenos
Apenas fue referido a nosotros, iniciamos un tratamiento anticancerígeno. En las consultas de seguimiento oncológicas, el cáncer y las metástasis se fueron reduciendo, mientras el paciente fue recuperando su vitalidad y peso. A los tres meses se reconoció una reducción del cáncer en un 40%. Marcelo continuó con su tratamiento y, a los nueve meses de haberlo iniciado, ya estaba totalmente li-

bre de cáncer. Los oncólogos nunca pudieron explicar en términos médicos la razón de su recuperación.

Leucemia linfocítica aguda

Paciente: Luis Peñaranda
Edad: 23 años
Diagnóstico
Leucemia linfocítica aguda.
Contexto
El paciente fue sometido a quimioterapia, empeorando su cuadro con pérdida de peso, vómitos y anemia.
Resultado de los adaptógenos
Sus padres decidieron consultar con nosotros e inmediatamente lo pusimos en tratamiento con adaptógenos. A los tres meses se le hicieron todos los estudios y estaba totalmente curado.

Mieloma (cáncer en la médula ósea) múltiple

Paciente: Marcelo Torres
Edad: 34 años
Diagnóstico
Cáncer en la médula ósea.
Contexto
Al paciente le colocaron quimioterapia, pero tuvo que ser ingresado en terapia intensiva porque tenía los glóbulos blancos muy bajos. Allí permaneció intubado 45 días.
Resultado de los adaptógenos
Mientras estuvo en terapia intensiva, su hermana se puso en contacto con nosotros y, al salir de la terapia, le dimos un tratamiento que ella ya tenía en su poder. Para aquel momento, él tenía siete fracturas por el mieloma y estaba recibiendo morfina por el dolor.
Al salir de la terapia intensiva, dejó la quimioterapia e inició con su tratamiento de adaptógenos. A los 14 días, ya

podía correr y sus valores estaban estables. En tan solo dos meses, ya estaba totalmente libre de la enfermedad.

Cáncer de próstata

Paciente: Juan Martines
Edad: 74 años
Diagnóstico
Cáncer de próstata.
Contexto
Consultó con nosotros luego de ir al urólogo y de buscar otras alternativas.
Resultado de los adaptógenos
Una vez que fue a consulta con nosotros, inició el tratamiento con adaptógenos. El antígeno prostático, cuyo valor normal es entre 0.1 y 4, estaba en 86.4 cuando inició el tratamiento.
A los cuatro meses de haber iniciado el tratamiento bajó a 23.8. A los ocho meses de haber iniciado el tratamiento, el valor se normalizó a 0.24. Actualmente, está en tratamiento de mantenimiento.

Síndrome de ovarios poliquísticos

Paciente: Luisa Messina
Edad: 19 años
Diagnóstico
Síndrome de ovarios poliquísticos.
Contexto
La paciente asistió a consulta debido a ausencia de menstruación e incremento de vello facial, por lo que se le realizó un ecosonograma pélvico y se le diagnosticó síndrome de ovarios poliquísticos.
Resultado de los adaptógenos
Luisa recibió un tratamiento con una combinación de adaptógenos y en tan solo 90 días comenzó a menstruar normalmente.

Cirrosis hepática alcohólica

Paciente: Juan Medreros
Edad: 49 años
Diagnóstico
Cirrosis hepática alcohólica.
Contexto
El paciente estaba por recibir trasplante hepático.
Resultado de los adaptógenos
Juan recibió protocolo con tratamiento de adaptógenos, que lo llevó a mejorar progresivamente. En 10 meses, su hígado estaba totalmente sano.

Padecimiento de la próstata

Paciente: Jacinto Urasma
Edad: 67 años
Diagnóstico
Padecimiento de la próstata.
Contexto
Jacinto venía sufriendo de la próstata desde hacía cuatro años. Se levantaba en las noches de cuatro a cinco veces. No deseaba operarse.
Resultado de los adaptógenos
Jacinto comenzó su programa de tratamiento con adaptógenos y, luego de cuatro meses, ya no tenía que levantarse a orinar en la noche. Su urólogo le dio de alta.

Enfermedades autoinmunes

Paciente: Edith Lozano
Edad: 34 años
Diagnóstico
Enfermedades autoinmunes: esclerodermia y enfermedad de Raynaud.

Contexto

Edith padeció por ocho años de dos enfermedades autoin-munes que eran supuestamente incurables.

Resultado de los adaptógenos

La paciente recibió tratamiento con adaptógenos y a los cuatro meses ya estaba sin fármacos y totalmente sana.

Psoriasis

Paciente: Adriana Mármol
Edad: 48 años
Diagnóstico
Psoriasis, de 30 años de evolución.
Contexto
La paciente presentaba un cuadro de psoriasis de 30 años de evolución que no respondía a tratamientos convencio-nales (Metotrexate, Prednisona, Plaquenil).
Resultado de los adaptógenos
Adriana recibió tratamiento con adaptógenos y a los 45 días su piel estaba 100% sana.

Trastornos hormonales severos

Paciente: Zaida Arreaza
Edad: 47 años
Diagnóstico
Trastornos hormonales severos.
Contexto
Paciente con trastornos hormonales severos y cuadro de-presivo, recibiendo medicación.
Resultado de los adaptógenos
Zaida comenzó un protocolo con adaptógenos y a los tres meses ya estaba sin problemas hormonales, sin depresión y feliz.

Angina cardíaca

Paciente: Julia Mendoza
Edad: 52 años
Diagnóstico
Angina cardíaca.
Contexto
La paciente era fumadora y sufría de cuadros de angina cardíaca por obstrucción de la arteria coronaria.
Resultado de los adaptógenos
Julia comenzó un tratamiento con adaptógenos cardio-vasculares que la llevaron, en tan solo tres meses, a mejorar. Los dolores por angina de pecho desaparecieron.

Fibromialgia

Paciente: Julia Montoya
Edad: 45 años
Diagnóstico
Fibromialgia.
Contexto
La paciente llegó con un diagnóstico de fibromialgia, por el cual recibía tratamiento con Pregabalina sin obtener mejoría alguna.
Resultado de los adaptógenos
Julia comenzó su tratamiento con un protocolo de adaptógenos y a los cuatro meses estaba libre de la enfermedad.

Espondilitis anquilosante

Paciente: Lilia Rodríguez
Edad: 45 años
Diagnóstico
Espondilitis anquilosante.
Contexto
Esta paciente llegó con un diagnóstico de espondilitis an-

quilosante, de 30 años de evolución. Esta es una enfermedad autoinmune que genera gran dolor de la columna y en las vértebras, que se pegan. Iba a su consulta con el reumatólogo en silla de ruedas, a pesar de toda la medicación recibida.

Resultado de los adaptógenos

A Lilia le tomó seis meses sanar con su protocolo de adaptógenos. Hoy está libre de la enfermedad, totalmente sana.

Esclerosis múltiple

Paciente: Daniela Ortiz

Edad: 54 años

Diagnóstico

Paciente con diagnóstico de esclerosis múltiple.

Contexto

Daniela padecía de esclerosis múltiple que le impedía caminar, con afectación del sistema nervioso central, autoinmune, de 10 años de evolución.

Resultado de los adaptógenos

Daniela fue tratada con un protocolo de adaptógenos autoinmunes y comenzó a caminar al tercer mes de tratamiento. Se mantiene sana.

Y, como estos, tengo muchísimos otros casos en los que, a través de la medicina sistémica y del uso de adaptógenos hemos logrado resultados impresionantes, cuando no parecía haber esperanza alguna para los pacientes.

Conclusión

Ahora que ya conoces las causas y las soluciones a los diversos problemas de salud que abordamos a lo largo del libro, estoy seguro de que sabrás integrar los adaptógenos como una herramienta más que, como ya he mencionado antes, no viene a reemplazar la medicina, sino a mejorar la calidad y hábitos de tu vida.

Los adaptógenos, sin duda, pueden encontrarse en cualquier rincón del mundo, pero gracias a toda esta investigación exhaustiva, te será posible acceder a ellos de manera casi inmediata, conociendo ahora su historia, beneficios y propiedades.

Ten por seguro que el aprendizaje obtenido de estas páginas cambiará tu perspectiva de la salud y tu actitud ante la vida. A las pruebas me remito para decir que tú, como tantos pacientes que he tratado con ayuda de los adaptógenos, comenzarás a notar los cambios positivos que estos traen consigo.

Si has llegado hasta aquí, te agradezco infinitamente. Ahora, juntos, tenemos la labor de compartir esta información para que llegue a tantas personas como se pueda y que así este libro se convierta en un apoyo para la prevención y tratamiento de los diversos casos que pueden presentarse durante la vida.

Agradecimientos

Tengo tanto que agradecer que las palabras que escribo a continuación se quedarán cortas, mi gratitud es infinita hacia muchas personas y seguro habrá muchas que no podré mencionar por razones de espacio.

Agradezco en primer lugar a Dios, ya que todo lo que he logrado ser y hacer es debido a él.

A mis padres quienes, a pesar de tener una precaria situación económica, hicieron todo lo necesario para que yo pudiera estudiar esta hermosa carrera llamada medicina, carrera costosa por múltiples factores. Siempre conté con su apoyo económico, siempre estuvieron dándome ánimo, amor; ese espaldarazo paterno, más las amorosas palabras maternas de apoyo, me dieron fuerza para continuar aún en los momentos duros y difíciles. Estudiar medicina no es fácil, implica trasnochos en las guardias nocturnas, así como estudiar sin parar materias con un alto grado de dificultad para poder comprender el comportamiento fisiológico, bioquímico y otros del cuerpo humano.

Agradezco a mi esposa Lennis, compañera y amiga de vida siempre con su incondicional apoyo, y a mis hijos Rosanna y Alberto por comprender largas ausencias y faltas a eventos familiares debido a estar trabajando, por su amor y comprensión permanente. Ellos tres son, sin duda, seres de luz de los que aprendo día a día. Si hay un horario de trabajo complejo es el del médico: pasamos fines de semana en el hospital y llegamos tan cansados a casa que lo que se necesita es dormir. Las ausencias en cumpleaños, fiestas decembrinas y ocasiones familiares importantes: a donde ellos tres iban yo no podía, siempre lo hicieron insistiendo en la importancia del descanso cuando estaba en casa con gran amor y comprensión.

Agradezco a mis hermanos Adel, Juan Pablo, Olga y Miguel, siempre apoyando y orgullosos de tener un hermano médico; todos ellos son brillantes profesionales y unos seres humanos realmente especiales. A todos mis compañeros de estudios con quienes compartía información, además de largas horas y días de estudio; ellos eran los mejores de mi promoción. Y a mis profesores que, más que profesores, fueron maestros, sabios, cuyos ejemplos resultaron dignos de seguir en toda la extensión de la palabra; maestros de esos que lamentablemente hoy escasean, esos que eran médicos de antes, de verdad, para los cuales atender un paciente era sagrado. A ellos les estaré eternamente agradecido por todo lo enseñado.

Mi eterna gratitud a mi *alma mater*, mi segundo hogar durante 5 años y medio, la Universidad de los Andes, con una facultad de Medicina de primera ubicada en mi país natal, Venezuela.

Agradezco todo lo bueno y lo no tan bueno durante estos 33 años de graduado en donde he visto literalmente de todo. Nadie puede imaginar lo que un médico ve en los hospitales: desde el nacimiento de un niño hasta la misma muerte se presencia en esta carrera y con mucha frecuencia, por cierto. Mi primera experiencia fue atender un parto. Es increíble lo que ocurre y lo que se puede apreciar en ese gran milagro del nacimiento, simplemente indescriptible. Hoy, viendo hacia atrás, solo tengo un aprendizaje de ese y muchos otros partos que atendí, porque nacemos perfectos y sanos, salvo en algunas ocasiones que son las enfermedades congénitas, y este hecho debiera llevarnos a una profunda reflexión, cargada de sentido común: ¿por qué enfermamos? En este libro encontrarás la respuesta y la solución.

Agradezco a mi mentor en adaptógenos y fitoterapia sistémica, José Olalde, por enseñarme con dedicación todo lo contenido en este libro. Un hombre caracterizado por su gran humanidad, con una inteligencia de esas que muy pocas personas tienen.

Agradezco a los más de 30,000 pacientes que han depositado su confianza en mí.

Sin embargo, en este momento te agradezco a ti, que has confiado en este libro, y con seguridad vas a encontrar mucha información de utilidad para tu salud y la de los tuyos. Te aseguro que no lo has hecho en vano. Lee con detenimiento, revisa bien lo que no logres comprender con calidad y, por encima de todo, ponlo en práctica, ¡te sorprenderás!

Dr. Alberto Muhammad Wulff
Médico internista, especialista en Medicina Integrativa
y Fitoterapia Sistémica

Adaptógenos se terminó de imprimir en febrero de 2024. Su edición estuvo a cargo de Epicbook Diseño Editorial, en la Ciudad de México.

equipo@epicbook.com.mx

Made in United States
Troutdale, OR
09/11/2024

22726056R00107